MARCO ANTONIO QUIROZ AGUILAR
FERNADO AXIEL RODRÍGUEZ FILIO
JORGE FERNANDO MENDEZ GALVÁN

# Impacto no estado nutricional desde a infância até à adolescência

MARCO ANTONIO QUIROZ AGUILAR
FERNADO AXIEL RODRÍGUEZ FILIO
JORGE FERNANDO MENDEZ GALVÁN

# Impacto no estado nutricional desde a infância até à adolescência

## Associação entre o estado nutricional de pré-escolares e adolescentes em localidades rurais do Estado do México.

ScienciaScripts

**Imprint**



Cover image: www.ingimage.com

This book is a translation from the original published under ISBN 978-620-0-01590-7.

Publisher:
Sciencia Scripts
is a trademark of
Dodo Books Indian Ocean Ltd. and OmniScriptum S.R.L publishing group

120 High Road, East Finchley, London, N2 9ED, United Kingdom
Str. Armeneasca 28/1, office 1, Chisinau MD-2012, Republic of Moldova, Europe
Managing Directors: Ieva Konstantinova, Victoria Ursu
info@omniscriptum.com

Printed at: see last page
**ISBN: 978-620-8-55453-8**

# *ASSOCIAÇÃO ENTRE ESTADO NUTRICIONAL EM PRÉ-ESCOLARES E ADOLESCENTES EM LOCALIDADES RURAIS DO ESTADO DO MÉXICO, 2002 - 2022.*

***AUTORES:***
***DR. QUIROZ AGUILAR MARCO ANTONIO DR. RODRÍGUEZ FILIO FERNADO AXIEL DR. MENDEZ GALVÁN JORGE FERNANDO***

***CIDADE DO MÉXICO 28 DE NOVEMBRO DE 2024***

## AGRADECIMENTOS

*A Antúnez Reza María de los Ángeles, Moreno Beltrán Luz Angélica, Flores Salvador Monserrat, Sandoval Cerón Mariana, Moyao Morales Elideth, Alonso Delinea Yuridia, Bello Juárez Karen Adylene, Salgado Juárez Edwin Jair, P. Lic. Juárez Cervantes Erick Jaziel, estudantes do Centro Regional de Estudios Superiores Zona Norte (CRES ZN) da Universidad Autónoma de Guerrero (UAGro) que demonstraram grande empenho na recolha de informação para esta tese; para além da Escuela Superior de Acapulco (UAGro) à Lic. N. C. A. Ramírez Torres María Monserrat. À*

*M. en C. S. De Sales Millán Amapola da Universidade Autónoma Metropolitana (UAM), Lic. De Sales Millán Carlos Antonio da UNITEC, Herrera Rodríguez Daniela Aylin, Trillo Salinas Mónica Yamileth e Morales Gómez José Agustín da UNITEC-MARINA. Ao LN, em especial a Ped. Buendía Alemán Nidia Alejandra da Universidad del Valle de México (UVM). A Trinidad Gil Adriana, Gil Santiago Rosa e Trinidad Gil María Concepción do Consejo Nacional de Fomento Educativo (CONAFE) e a L.S.I. Sánchez Cayetano Luz María de Intercultural del Estado de México.*

*Sem todos eles, este trabalho não teria sido possível, pelo que estamos infinitamente gratos, felizes e esperamos ter acrescentado um grão de areia às suas experiências de vida e académicas. Podem ter a certeza de que o seu trabalho valeu a pena.*

*Naturalmente, às nossas famílias, amigos e pessoas próximas que nos encorajaram a continuar este processo.*

*Com amor, Marco e Axiel.*

## RESUMO

Devido à alta prevalência de sobrepeso e obesidade na idade adolescente em nosso país, diferentes estudos foram realizados a partir da perspetiva de fatores de risco (tipo de local de residência, condições de bem-estar, história familiar de obesidade, atividade física, tempo de tela). Este estudo tem como objetivo avaliar o estado nutricional e as condições socioeconómicas na idade adolescente e compará-lo com o estado nutricional de crianças em idade pré-escolar em localidades rurais do Estado do México. Foi realizado um estudo observacional transversal retrospetivo, incluindo 515 crianças de 27 localidades distribuídas em três municípios do Estado do México, de um universo amostral de 1740 pré-escolares, dos quais estavam disponíveis pelo menos dois dados antropométricos de peso e altura medidos entre 2002 e 2009. Para as medições finais, trabalhámos com adolescentes entre os 12 e os 16 anos de idade, com os pais ou tutores presentes, e obtivemos os seguintes dados: identificação, caraterísticas da habitação, recursos alimentares da família, dados gerais dos pais, informação pós-natal do adolescente e dados antropométricos. Os resultados mais relevantes encontrados foram que durante os primeiros anos de idade, 47,8% das crianças apresentaram <2 D.E. em desnutrição com o indicador altura para idade, enquanto 20,2% são desnutridas com o indicador altura para idade.sobrepeso ou obesidade segundo IMC/E, nos adolescentes 21.2% têm baixa estatura (<2 D.E.); de acordo com o IMC/E 27,2% têm sobrepeso mais obesidade, em relação aos membros inferiores 17,9% são braquiesqueletais e 30,9% têm uma relação cintura/altura na categoria de risco, o número médio de crianças nascidas vivas nas famílias entrevistadas é de 5; 12.9% das adolescentes tiveram baixo peso ao nascer e o número médio de crianças nascidas vivas nas famílias entrevistadas é de 5; 12,9% das adolescentes tiveram baixo peso ao nascer e o número médio de crianças nascidas vivas nas famílias entrevistadas é de 5; 12,9% das adolescentes tiveram baixo peso ao nascer e o número médio de crianças nascidas vivas nas famílias entrevistadas é de 5; 12,9% das adolescentes tiveram baixo peso ao nascer. renda familiar semanal é de 894,00 pesos. Existe uma relação significativa $P<0,05$ quando se comparam as alturas em ambas as idades. Embora o estado nutricional na infância tenha uma associação mais forte com possíveis efeitos na altura dos adolescentes do que o IMC/E, a baixa estatura e os membros curtos estão associados ao excesso de peso e à obesidade na idade adolescente, enquanto um índice de cintura aceitável diminui a probabilidade de excesso de peso e obesidade. É necessário estudar a dieta atual dos adolescentes para conhecer o efeito que tem no seu estado nutricional, bem como os dados pré-pós-natais e socioeconómicos em idade pré-escolar. A vigilância nutricional precisa de ter a capacidade de recolher informação mais específica que permita uma melhor compreensão das condições em que as crianças se desenvolvem e a possibilidade de intervir positivamente no ciclo de saúde e pobreza. É de vital importância a criação de políticas públicas que garantam a saúde materna e perinatal, o planejamento familiar e a melhoria da renda das famílias nas comunidades rurais, a fim de reduzir a baixa estatura na idade pré-escolar, o sobrepeso e a obesidade na adolescência e as doenças crônicas não-degenerativas na idade adulta.

# ÍNDICE

# CAPÍTULO 1

# CONSTRUÇÃO DO PROBLEMA

## *1.1* Antecedentes

Em 1990, David Barker associou o atraso de crescimento intrauterino, o baixo peso à nascença e o nascimento pré-termo à hipertensão arterial, às doenças coronárias e à diabetes não insulino-dependente na meia-idade. O crescimento e o desenvolvimento do feto são determinados por três factores: o estado nutricional da mulher grávida, a função placentária e a capacidade do feto para utilizar os nutrientes. Um insulto in utero pode levar a uma programação anormal dos sistemas e expressar-se ao longo da vida do indivíduo (Moreno-Villares & Dalmau, 2001). Estudos demonstraram que a desregulação na disponibilidade de substratos energéticos, tanto na vida pré-natal como pós-natal, predispõe ao desenvolvimento de processos de adaptação metabólica e hormonal que persistem ao longo da vida e estão relacionados com o desenvolvimento de doenças crónicas degenerativas. A obesidade tem sido relacionada com processos mórbidos que se estabelecem a partir de um ambiente intrauterino adverso, seja por insuficiência placentária que provoca o desenvolvimento de processos adaptativos que muitas vezes persistem ao longo da vida pós-natal (Garibay-Nieto & Miranda-Lora, 2008).Indivíduos que desenvolveram retardo de crescimento intrauterino (RCIU) tendem a ter um índice de massa corporal (IMC) menor do que aqueles que tiveram um peso maior ao nascer, porém, tendem a apresentar um acúmulo de tecido adiposo predominantemente central e visceral, com uma diminuição muito significativa da massa muscular que se torna evidente a partir da puberdade (Garibay-Nieto & Miranda-Lora, 2008).Um estudo numa área urbana do Brasil mostrou que a altura ao nascer, a altura atingida na infância e a velocidade de crescimento particularmente rápida desde o nascimento até aos 20 meses de idade estão associadas a uma maior prevalência de excesso de peso e obesidade na adolescência (Monteiro et al., 2003).Um estudo numa população rural no Estado de Oaxaca mostra aumentos seculares significativos na altura, altura sentada e comprimento estimado da perna de crianças e adolescentes entre 1978 e 2000, e embora não seja especificado quais as mudanças que contribuíram para o crescimento, sugere que as melhorias na saúde, nutrição e condições de vida ao longo de 20 anos são as causas que contribuem para estes ganhos seculares no crescimento (Malina R. M. et al., Observou-se que a influência do peso materno determina a relação entre o peso à nascença do recém-nascido e o IMC subsequente, o que está relacionado com o aumento da ingestão de substratos energéticos no casal. Os factores de risco pré-natal, como a idade, a paridade, a incidência de pré-eclâmpsia, o tabagismo, o estatuto socioeconómico e a obesidade, são todos determinantes de alterações no IMC, no metabolismo e na tolerância à glicose e na obesidade dos seus descendentes (Garibay-Nieto & Miranda-Lora, 2008a).O aleitamento materno é conhecido por ser um fator de proteção para a incidência de obesidade em lactentes, estas crianças apresentam um menor ganho de peso e gordura corporal, sugere-se que poderia proteger contra a obesidade infantil e as suas comorbilidades associadas na idade adulta (Garibay-Nieto & Miranda-Lora, 2008), (Labraña et al., 2020). Além disso, existe uma relação causal bidirecional entre a pobreza e a falta de saúde - a pobreza causa a falta de saúde e a falta de saúde sustenta a pobreza. Os indivíduos ou as famílias com baixos rendimentos, com pouco ou nenhum acesso, disponibilidade ou má qualidade dos serviços de saúde, terão uma saúde deficiente e práticas alimentares pouco saudáveis, o que conduzirá a maus resultados em termos de saúde, nutrição e multiparidade, resultando em baixos salários, maior vulnerabilidade à doença, custos mais elevados dos cuidados de saúde e, assim, dando continuidade ao ciclo de saúde e pobreza (Wagstaff, 2002).Assim, sabe-se que o crescimento infantil nem sempre é linear, e quando há um défice no mesmo, para demonstrar a sua restauração, teriam de ser cumpridos 4 critérios: primeiro, conhecer a condição que inibiu o crescimento, segundo, conhecer a velocidade a que foi reduzida, terceiro, ter uma fase de alívio ou composição da condição de inibição e, finalmente, que existe uma taxa de crescimento superior à normal num período subsequente (Frongillo et al., 2019).

## *1.2* Abordagem do problema.

A subnutrição crónica em pré-escolares continua a ser um problema de saúde pública no México; o declínio que vinha ocorrendo foi interrompido pelos dados do Inquérito Nacional de Saúde e Nutrição 2018-19 (ENSANUT 2018-19). A prevalência nacional em 2012 foi de 13,6% e em 2018-19 foi de 14,2% (Cuevas-Nasu et al., 2021). Nas comunidades rurais do México, 17,5% das crianças com menos de cinco anos de idade são raquíticas (Shamah, 2018). Os fatores associados à baixa estatura em crianças menores de cinco anos foram estudados dividindo a população em crianças menores de 24 meses e 24-59 meses, e os fatores foram agrupados em três blocos: domiciliar e geográfico, materno e individual. Relativamente aos factores geográficos, as prevalências observadas nas zonas rurais para as crianças com menos de 24 meses foram das mais elevadas (18,0%), e na região sul do país (18,7%) para cada um dos grupos etários; trata-se de localidades muito marginalizadas e pertencentes ao tercil económico mais baixo. Segundo os factores maternos, a prevalência foi maior em crianças de mães indígenas 30,2% e 27,3% para cada grupo etário respetivamente, sendo também mães com baixos níveis de escolaridade. E nos fatores individuais, 30,3% das crianças de 24 meses não têm uma alimentação diversificada e são desnutridas crônicas; há também insegurança alimentar moderada e grave. 22,9% têm baixa altura quando estão anémicas (Cuevas-Nasu et al., 2021). A presença de excesso de peso e obesidade nos adolescentes atinge 38,4%. Nas áreas rurais, a prevalência relatada de mulheres com sobrepeso é de 24,4% e a obesidade é de 24,4%. 14,0%, para o sexo masculino foi observada uma prevalência de sobrepeso de 17,6% e obesidade de

13,2% (Shamah, 2018). Fatores de risco associados ao sobrepeso e obesidade em adolescentes entre 12 e 19 anos foram estudados, sobrepeso e obesidade na mãe, aumento do tempo de tela, índice médio de bem-estar (caraterísticas da habitação, posse de bens e serviços em casa), bem como quando a porcentagem de energia consumida vem de açúcares livres e aumento da ingestão de proteínas, foram associados ao sobrepeso e obesidade na adolescência. O facto de se tratar de um estudo transversal não permite inferir a causalidade (Shamah & Rivera, 2020).Chávez denunciou que há aqueles que apoiam a hipótese de que uma criança que sofreu desnutrição moderada em tenra idade só perderá altura, e na idade adulta terá uma "cicatriz" que a tornará <pequena mas saudável>, tornar-se-á equilibrada, necessitará de menos comida, afirmam que o seu subdesenvolvimento mental e social é mais de natureza cultural do que funcional e que poderá tornar-se um bom trabalhador agrícola (Chávez & Muñoz, 2007). Contrariamente a esta hipótese, sabe-se que a subnutrição infantil afecta a sobrevivência, está associada a diferentes deficiências funcionais, como o desenvolvimento muscular, esquelético e imunológico, e afecta as suas capacidades cognitivas e intelectuais (Chávez & Muñoz, 2007), (UNICEF, 2019).

A desnutrição infantil obriga a criança afetada a procurar a estabilidade fisiológica (homeorrese) como medida de defesa, sacrificando a estatura para continuar a desenvolver-se, em comparação com crianças da mesma idade e grupo étnico que não tenham apresentado tal condição; este equilíbrio não permite que as caraterísticas orgânicas e funcionais sejam normais (Chávez & Muñoz, 2007), (Cravioto, 2003). Nas comunidades rurais, o estudo "Effect of malnutrition on children's neurointegrative development" associa positivamente o baixo nível de escolaridade da mãe com a baixa estatura do filho (Cravioto, 2003).No que diz respeito às alterações das dimensões corporais sabe-se que existe uma maior relação entre o segmento superior e o inferior do corpo, uma vez que a cartilagem de crescimento requer muita energia, a falta de energia afecta o crescimento dos ossos longos, esta diferença mantém-se ao longo da vida pelo que teoricamente poderia ser medida em qualquer fase da vida, mas não existem padrões de referência. A diminuição da secreção da hormona do crescimento também está diminuída na desnutrição grave, o que contribui para a deficiência no crescimento físico (Chavez & Munoz, 2007).Existem duas perspectivas sobre as janelas críticas para as intervenções nutricionais para prevenir o atraso de crescimento, por um lado (Prentice et al., 2013) referem que existe uma fase de crescimento pubertário alargada, ou seja, a altura pode ter uma recuperação substancial entre os 24 meses e a meia infância mesmo na ausência de intervenções nutricionais, por outro lado (Leroy et al., 2013) refutam comentando que não existem evidências que sugiram que tal aconteça após os 24 meses de idade em populações com atraso de crescimento em países de baixo e médio rendimento. O ganho de peso rápido na fase neonatal e na infância é um fator de risco para o aumento da adiposidade e da obesidade na infância e na idade adulta. Em pacientes pré-termo, verificou-se que o crescimento pós-natal precoce (primeiros três meses de vida) e, em menor grau, o crescimento pós-natal tardio, estão associados a uma maior percentagem de gordura corporal, gordura abdominal e IMC aos 19 anos de idade. Num estudo de coorte, o período entre o nascimento e a primeira semana de vida foi considerado potencialmente crítico para o desenvolvimento da obesidade, verificando-se que o aumento de peso nesta fase está fortemente associado ao excesso de peso na idade adulta (Garibay-Nieto & Miranda-Lora, 2008). A restauração do crescimento, além de eliminar a(s) condição(ões) inibidora(s) e o ganho de velocidade de crescimento acima do normal, envolve a melhoria das condições em que as crianças crescem, se desenvolvem na idade escolar e na adolescência (Frongillo et al., 2019).O crescimento rápido leva a um "dilema do catch-up", que pode ser benéfico a curto prazo, reduzindo a morbimortalidade infantil, mas arriscado a longo prazo, devido à presença de doenças crónicas não transmissíveis na idade adulta (Monteiro et al., 2003).

### *1.2.1* questão de investigação

Existe uma relação entre o estado nutricional dos adolescentes e o seu estado nutricional em idade pré-escolar?

## *1.3* Justificação

A avaliação antropométrica mede as dimensões e a composição globais do corpo humano, variáveis que são afectadas pela nutrição ao longo do ciclo de vida. Os indicadores antropométricos medem o crescimento físico da criança e do adolescente através da massa corporal total e da composição corporal, tanto na saúde como na doença (Ravasco et al., 2010).
Devido à elevada prevalência de excesso de peso e obesidade na idade adolescente no nosso país, consideramos importante avaliar a predisposição para este problema de saúde pública relativamente ao estado nutricional em idade pré-escolar. Estudos têm sido realizados sobre esta temática na perspetiva dos factores de risco (tipo de localidade de residência, condições de bem-estar, história familiar de obesidade, atividade física, tempo de ecrã), com este estudo pretendemos abordar a associação do estado nutricional na primeira infância e o efeito que este tem na adolescência.

## *1.4* Objectivos

### *1.4.1* Objetivo geral

Avaliar o estado nutricional e as condições socioeconómicas em idade adolescente e compará-lo com o estado nutricional em idade pré-escolar na população de localidades rurais do Estado do México.

### *1.4.2* Objectivos específicos

Medir e classificar o estado nutricional na primeira infância e na adolescência
Comparar o estado nutricional na primeira infância com o estado nutricional
Avaliar as variáveis associadas ao estado nutricional na adolescência.

## *1.5* Hipótese

Existe uma associação entre o estado nutricional na infância e na adolescência.

# CAPÍTULO 2

# METODOLOGIA

## *2.1* Material e métodos

### *2.1.1* Tipo de estudo

Estudo observacional transversal retrospetivo.

### *2.1.2* Descrição da coorte

Foram incluídas crianças de 27 localidades distribuídas em três municípios (San José del Rincón, San Felipe del Progreso e Villa Victoria). O universo de estudo foi constituído por 1740 crianças, para as quais dispúnhamos de pelo menos dois dados antropométricos de peso e altura medidos entre 2002 e 2009, ou seja, quando tinham entre 0 e 5 anos de idade.Para as medições finais, trabalhámos com uma amostra de 535 adolescentes com idades entre 12 e 16 anos na altura, representando 30,7% do universo de estudo, que foram inquiridos e foram obtidos os seguintes dados: identificação, caraterísticas da habitação, recursos alimentares da família, dados gerais dos pais, informação pós-natal do adolescente e dados antropométricos.

### *2.1.3* Recolha das informações

O trabalho de campo para o inquérito e a antropometria foi realizado por estudantes e pessoal da licenciatura em nutrição da Universidade Autónoma de Guerrero, da Universidade Tecnológica e da Universidade do Vale de Toluca, previamente formados e uniformizados. Para a obtenção dos dados do inquérito, foram realizadas visitas domiciliárias às mães, aos pais ou a qualquer adulto que conhecesse todas as informações relativas às condições económicas e nutricionais do adolescente.

### *2.1.4* Variáveis de estudo

As variáveis do estudo foram recolhidas através de um inquérito no momento da visita (Anexo 1). Foi solicitada a assinatura de uma carta de consentimento (Anexo 2) e de uma carta de anuência (Anexo 3). Caso o adolescente não estivesse em casa no momento da visita, as medidas eram tomadas posteriormente.

### *2.1.4.1* Módulos do inquérito

Os aspectos considerados para obter as informações e cumprir os objectivos desta investigação constituíram os diferentes módulos e variáveis do inquérito, que são enumerados a seguir:

1. Dados de identificação: Município, localidade, número de identificação e data da visita.

2. Identificação do adolescente: Nome do entrevistado, nome do adolescente, CURP, data de nascimento e sexo.

3. Caraterísticas da habitação: materiais utilizados na construção, número de divisões, separação da cozinha, ventilação, presença de animais, energia, eletricidade, fonte de calor para cozinhar, fonte de abastecimento de água, eliminação de excrementos, eliminação de lixo, posse da casa e propriedade.
4. Recursos alimentares do agregado familiar: Despesas alimentares semanais, participação em programas de assistência alimentar, criação de animais destinados à alimentação, cultivo de alimentos em casa.
5. Dados gerais sobre os pais do adolescente: Idade, número de filhos, estado civil, língua, segurança social, escolaridade da mãe, do pai e do adolescente.
6. Informações pós-natais para adolescentes: Gestação, peso à nascença, aleitamento materno e alimentação complementar.

### *2.1.4.2.* Antropometria

Foram consideradas as seguintes medidas antropométricas: peso, altura, altura sentada e perímetro da cintura dos pais, mães e adolescentes. Peso: A quantidade de matéria existente no corpo. É calculado medindo o peso, ou seja, a força exercida pela matéria num campo gravitacional padrão. A medição deve ser efectuada sem sapatos e com o mínimo de roupa possível. O indivíduo deve colocar-se no centro da balança e permanecer imóvel durante a medição. A medição é registada quando os números da balança digital estabilizam. Foram utilizadas as balanças SECA modelo 872, com uma capacidade máxima de 200 quilogramas e uma precisão de 0,05 gramas.Tamanho: É a distância perpendicular entre os planos transversais do ponto de vértice e a planta dos pés. A pessoa deve estar descalça e permanecer de pé, com os calcanhares juntos, as pernas direitas e os ombros relaxados. As costas do indivíduo (calcanhares, omoplatas e cabeça) devem estar próximas da superfície vertical do estadiómetro. A cabeça deve ser posicionada no plano horizontal de Frankfort, que é apresentado por uma linha entre o ponto mais baixo da órbita ocular e o tragus. O indivíduo é instruído a inspirar e expirar profundamente e, enquanto mantém a cabeça no plano de Frankfort, o antropometrista aplica uma tração moderada sobre o processo mastoide para cima. Os adornos de cabeça devem ser retirados. Foram utilizados estadiómetros SECA modelo 213 com uma capacidade máxima de 2015 centímetros e uma precisão de 1 milímetro.Altura sentada: É a distância perpendicular entre os planos transversais do ponto de vértice e a região inferior das nádegas, com o sujeito sentado. O indivíduo é instruído a inspirar e expirar profundamente e, enquanto mantém a cabeça no plano de Frankfort, o antropometrista aplica uma tração moderada para cima sobre o processo mastoide. Deve ter-se o cuidado de não contrair as nádegas nem exercer pressão com as pernas. O esquadro do estadiómetro é colocado no vértice, comprimindo o cabelo. Foram utilizados estadiómetros SECA modelo 213 com uma capacidade máxima de 2015 centímetros e uma precisão de 1 milímetro.Perímetro da cintura: A circunferência do abdómen no seu ponto mais estreito, entre o rebordo costal lateral inferior e o topo da crista ilíaca, perpendicular ao eixo longitudinal do tronco. A medição é efectuada no ponto médio entre o rebordo costal lateral inferior e a crista ilíaca. O indivíduo deve respirar normalmente e a medição é efectuada no final de uma expiração normal e com a musculatura abdominal relaxada. Foram utilizadas fitas métricas SECA modelo 201, com uma capacidade máxima de 205 centímetros e uma precisão de 1 milímetro.

### *2.1.5* Critérios de inclusão

- Que tiveram o seu estado nutricional avaliado entre 2002 e 2009.

- Que residam nas localidades selecionadas dos municípios de Villa Victoria, San José del Rincón e San Felipe del Progreso, Estado do México.
- Ter pelo menos duas alturas antropométricas nos seus anos pré-escolares.

### *2.1.6* critérios de exclusão

□Adolescent não está presente para efetuar medições antropométricas

□Not ser o informador certo para a entrevista.

□Children com patologias que não permitem medições antropométricas.

### 2.1.8 Plano de análise

Pontos de corte e classificação do estado nutricional de pré-escolares e adolescentes. De acordo com a população de referência da OMS, foram calculados os valores Z do peso para a idade (P/I) e da altura para a idade (A/I) para os pré-escolares com menos de cinco anos de idade, com base em medidas antropométricas. Nos adolescentes, foram calculados os valores Z do índice de massa corporal para a idade (IMC/A). Os pontos de corte utilizados para comparar o estado nutricional foram os seguintes:

| P/E Z-score P/E Ponto de Estado de Nutrição de corte | | T/E Pontuação Z T/E Ponto de Estado de Nutrição de corte | | IMC/E Pontuação Z IMC/E Ponto de Estado de Nutrição de corte | |
|---|---|---|---|---|---|
| -3 a -5 | Grave ou grave | -2 a -5 | Baja | -2 a -5 | Emagrecimento acentuado |
| -2 a -2.99<br>-1 a -1.99<br>-0.99 a 0.99 | Moderado<br>Ligeiro<br>Normal | -0.99 a -1.99<br>-0.99 a .99<br>1 a 1.99 | Ligeiramente baixo<br>Normal<br>Ligeiramente elevado | -0.99 a -1.99<br>-0.99 a .99<br>1 a 1.99 | Magreza<br>Peso normal<br>Excesso de peso |
| 1 a 1.99 | Excesso de peso | 2 a 5 | Elevado | 2 a 5 | Obesidade |
| 2 a 5 | Obesidade | | | | |

Pontos de corte e classificação da dimensão da sessão

Relativamente à altura sentada, foi utilizado o índice esquelético ou de Manouvrier, que relaciona o comprimento do tronco com o comprimento do membro inferior, medido como a diferença entre a altura e a altura sentada. A divisão dos indivíduos de acordo com o seu índice esquelético é a seguinte:

***Ponto de corte Classificação***

*< 84,9 Braquiesqueleto*

*85 - 89,9 Mesoesquelético*

*> 90 Macro-esquelético*

Pontos de corte e classificação do índice de medida da cintura.

O ponto de corte de > 0,5 classifica-os como elevados e está correlacionado com o aumento dos factores de risco cardiovasculares e metabólicos adversos, independentemente da idade, do sexo e da etnia. (Curilem, 2016).
Pontos de corte e classificação do estatuto socioeconómico

O modelo de nível socioeconómico fornece uma visão geral do nível de bem-estar dos agregados familiares no país, tanto no estrato rural como no urbano. É construído a partir de 6 variáveis:

• Nível de instrução do chefe de família

• Número de casas de banho completas no alojamento

• Número de automóveis no agregado familiar (entendido como a soma dos automóveis, carrinhas e camionetas do agregado familiar)
• Ligação à Internet no agregado familiar

• Número de membros activos do agregado familiar com mais de 14 anos de idade

• Número de quartos da habitação

De acordo com as respostas do inquirido a estas variáveis, são atribuídos pontos correspondentes a cada opção de resposta, que são depois somados. Esta soma será contrastada com os seguintes pontos de corte para atribuir ao respetivo agregado familiar o nível socioeconómico correspondente:

| **Estatuto socioeconómico** | **Pontos de corte para classificação** |
|---|---|
| Marginal | 0 a 47 |
| Graves mais baixos | 48 a 94 |
| Baixo superior | 95 a 115 |
| Médio | 116 a 140 |
| Baixo médio | 141 a 167 |
| Média alta | 168 a 201 |
| Elevado | 202 ou mais |

A análise estatística foi efectuada com o pacote SPSS (Statistical Package for the Social Sciences) versão 20.

# CAPÍTULO 3

# RESULTADOS

## *3.1* Resultados

De um universo de 1740 adolescentes, foi retirada uma subamostra de 515 sujeitos de 27 localidades distribuídas em três municípios do Estado do México por índice de marginalização, atingindo uma cobertura de 29,6% (ver quadro 1).

**Tabela 1. Distribuição da cobertura, do universo e da amostra do estudo por índice de marginalização, localidade e município.localidade**

| MunicípioNome do | Índice de marginalização | Universo | Amostra | % de cobertura |
|---|---|---|---|---|
| Calvario Del | | | | |
| Carmen Bo. El | | 208 | 61 | 29.3 |
| Picacho | | | | |

| | | | |
|---|---|---|---|
| São JerónimoSuperior Bonchete | 147 | 44 | 29.9 |
| Centro de Cote San Juan | 34 | 10 | 29.4 |
| Dotegiare | 56 | 19 | 33.9 |
| Las Palomas | 75 | 21 | 28.0 |

| | | | |
|---|---|---|---|
| Rancheria El Médio | 11 | 3 | 27.3 |
| Rioyos Buenavista | 37 | 13 | 35.1 |
| Ejido de San Juan Cote | 42 | 15 | 35.7 |
| Tlalchichilpa | 59 | 18 | 30.5 |
| Três Estrelas | 48 | 11 | 22.9 |
| Bairro Santa Ana Pueblo Nuevo | 41 | 11 | 26.8 |
| A Esperança | 44 | 20 | 45.5 |

| | | | |
|---|---|---|---|
| Água de São Miguel Abençoado | 56 | 11 | 19.6 |
| Os Quarenta e Quatro | 21 | 5 | 23.8 |
| As Rosas Médio<br>Rancheria Las Rosas | 134<br>42 | 40<br>10 | 29.9<br>23.8 |
| São Felipe de Jesus | 38 | 15 | 39.5 |
| Bairro de Puentecillas | 88 | 23 | 26.1 |
| Loma De La Rosa | 34 | 23 | 67.6 |

| | San Luis El Alto | Médio 53 | 17 | 32.1 |
|---|---|---|---|---|
| Total | | 1740 | 515 | 29.6 |

A tabela seguinte mostra a distribuição percentual do nível socioeconómico por município no Estado do México, onde se verificou que a população se concentra principalmente nas duas categorias "marginal e baixo-inferior", com 72% das famílias inquiridas.

**Tabela 2. Distribuição do estatuto socioeconómico dos adolescentes por município no Estado do México.**

**Nível socioeconómico**

| | n | % | n | % | n | % | N | % |
|---|---|---|---|---|---|---|---|---|
| Marginal | 51 | 22.4 | 46 | 38.0 | 59 | 35.5 | 156 | 30.3 |
| Graves mais baixos | 120 | 52.6 | 62 | 51.2 | 84 | 50.6 | 266 | 51.7 |
| Baixo superior | 28 | 12.3 | 4 | 3.3 | 12 | 7.2 | 44 | 8.5 |
| Médio | 6 | 2.6 | 1 | 0.8 | 3 | 1.8 | 10 | 1.9 |
| Baixo médio | 21 | 9.2 | 7 | 5.8 | 8 | 4.8 | 36 | 7.0 |
| Média alta | 1 | 0.4 | 1 | 0.8 | 0 | 0.0 | 2 | 0.4 |
| Elevado | 1 | 0.4 | 0 | 0.0 | 0 | 0.0 | 1 | 0.2 |
| Total | 228 | 100.0 | 121 | 100.0 | 166 | 100.0 | 515 | 100.0 |

Fonte: Trabalho de campo

A Tabela 3 mostra a distribuição dos adolescentes por idade e sexo, sendo a maior prevalência na população feminina, com 55,1%.

**Tabela 3. Distribuição dos adolescentes por idade e sexo.**

**Feminino Masculino Total Idade em anos completados**

| n | | % | n | % | N |
|---|---|---|---|---|---|
| 12 | 34 | 50.0 | 34 | 50.0 | 68 |
| 13 | 72 | 51.1 | 69 | 48.9 | 141 |
| 14 | 95 | 57.2 | 71 | 42.8 | 166 |
| 15 | 57 | 57.6 | 42 | 42.4 | 99 |
| 16 | 26 | 63.4 | 15 | 36.6 | 41 |
| Total | 284 | 55.1 | 231 | 44.9 | 515 |

Fonte: Trabalho de campo Relativamente às caraterísticas dos materiais de construção das habitações na zona de Mazahua, os mais prevalecentes são as lajes de betão (76,3%), as paredes de tijolo ou bloco (86,6%) e o chão de cimento ou sólido (88,9%) (Tabela 4).

**Tabela 4. Caraterísticas dos materiais de construção utilizados na habitação de maior prevalência.**

| Materiais de construção de habitações | N | n | % |
|---|---|---|---|
| Laje de betão ou vigas com abóbada (Telhado) | 515 | 393 | 76.3 |
| Divisória, tijolo, bloco, pedra, pedreira, cimento ou betão (Paredes) | 515 | 446 | 86.6 |
| Cimento ou firme (Pavimento) | 515 | 458 | 88.9 |

Fonte: Trabalho de campo

A Tabela 5 mostra a distribuição percentual da sobrelotação nas habitações inquiridas na área de Mazahua, 31,2% foram classificadas como tendo algum tipo de sobrelotação.

**Tabela 5. Distribuição percentual do nível de sobrelotação dos alojamentos.**

| | N | % |
|---|---|---|
| Sem sobrelotação | 353 | 68.8 |
| Pouca sobrelotação | 145 | 28.3 |
| Sobrelotação elevada | 15 | 2.9 |
| Total | 513 | 100.0 |

Sem sobrelotação < 3 habitantes por divisão. Sobrelotação reduzida 3 a 5 habitantes por divisão. Sobrelotação elevada > 5 habitantes por divisão.

Fonte: Trabalho de campo

Quanto à distribuição das caraterísticas da habitação, 81,6% das famílias inquiridas têm uma cozinha separada e 17,9% têm animais dentro da habitação (Quadro 6).

**Tabela 6. Distribuição percentual das caraterísticas da habitação.**

**Habitação**

| | N | % |
|---|---|---|
| Ventilação | 465 | 90.3 |
| Animais no interior | 92 | 17.9 |
| Energia eléctrica | 495 | 96.1 |
| Cozinha separada | 420 | 81.6 |

Fonte: Trabalho de campo

De acordo com a distribuição da localização da cozinha quando está separada da habitação, 56,9% têm-na num telhado (Quadro 7). **Tabela 7. Distribuição percentual quando há uma cozinha separada na habitação.**

**Cozinha separada**

| | N | % |
|---|---|---|
| Tejaban ou techito | 239 | 56.9 |
| Corredor ou corredor | 69 | 16.4 |
| Ao ar livre | 33 | 7.9 |
| Não cozinhar na habitação | 9 | 2.1 |
| Sem resposta | 70 | 16.7 |
| Total | 420 | 100.0 |

Fonte: Trabalho de campo

A Tabela 8 mostra a distribuição do combustível utilizado para cozinhar no agregado familiar, 86,8% dos agregados familiares utilizam lenha para cozinhar.
**Tabela 8. Distribuição percentual do combustível utilizado para cozinhar no agregado familiar.**

**Combustível para cozinhar**

| | N | % |
|---|---|---|
| Lenha | 447 | 86.8 |
| Cilindro ou gás estacionário | 64 | 12.4 |
| Gás natural ou canalizado | 3 | 0.6 |
| Carvão | 1 | 0.2 |
| Total | 515 | 100.0 |

Fonte: Trabalho de campo

O quadro 9 mostra a distribuição do tipo de fogão utilizado para cozinhar no alojamento. 73,4% dos agregados familiares preparam os alimentos em lume aberto com ou sem chaminé e exaustor.

**Tabela 9. Distribuição percentual do tipo de fogão utilizado para cozinhar no agregado familiar.**

**Tipo de fogão**

| | N | % |
|---|---|---|
| Lareira ou forno aberto sem chaminé ou exaustor | 201 | 39.0 |
| Lareira ou forno com chaminé ou exaustor | 177 | 34.4 |
| Fogão ou grelhador a gás | 125 | 24.3 |
| Forno fechado com chaminé | 9 | 1.7 |
| Fogão elétrico ou grelhador | 3 | 0.6 |
| Total | 515 | 100.0 |

Fonte: Trabalho de campo

A Tabela 10 mostra a distribuição da água canalizada que chega ao agregado familiar, com 49,7% dos inquiridos a terem água canalizada no seu terreno.

**Tabela 10. Distribuição percentual da água canalizada que chega à habitação.**

**Água canalizada**

| | N | % |
|---|---|---|
| Só no chão | 256 | 49.7 |
| Sem água canalizada | 191 | 37.1 |
| Dentro de casa | 68 | 13.2 |
| Total | 515 | 100.0 |

Fonte: Trabalho de campo

A Tabela 11 mostra a origem da água utilizada no agregado familiar, 97,8% é obtida de um poço ou do serviço público de água.

**Tabela 11. Distribuição percentual da origem da água canalizada que chega à habitação.**

**Origem da água canalizada**

| | N | % |
|---|---|---|
| Bem | 224 | 69.1 |
| Serviço público de abastecimento de água | 93 | 28.7 |
| Outros alojamentos | 5 | 1.5 |
| Tubo | 1 | 0.3 |
| Outro local | 1 | 0.3 |
| Total | 324 | 100.0 |

Fonte: O quadro 12 mostra a distribuição do local onde transportam a água que utilizam.

No agregado familiar, 96,3% das famílias inquiridas retiram a água de um poço ou de uma torneira pública.

**Tabela 12. Distribuição percentual do local onde transportam a água que utilizam em casa**

**A água que utilizam em casa é transportada por**

| | N | % |
|---|---|---|
| É retirado ou transportado de um poço. | 163 | 85.3 |
| É transportado a partir de uma torneira comum. | 21 | 11.0 |
| É trazido por um tubo | 3 | 1.6 |
| É transportado de um rio, ribeiro ou lago. | 2 | 1.0 |
| É trazido de outra habitação | 1 | 0.5 |
| Apanhar a chuva | 1 | 0.5 |
| Total | 191 | 100.0 |

Fonte: Trabalho de campo

Na tabela 13 podemos observar a distribuição da deposição de excrementos na habitação, 36,3% da população pratica fecalismo ao nível do solo.

**Tabela 13. Distribuição percentual da eliminação de excrementos no domicílio.**

**Eliminação de excrementos**

| | N | % |
|---|---|---|
| Fossa séptica ou fossa séptica (biodigestor) | 303 | 58.8 |
| Fecalismo ao nível do solo | 187 | 36.3 |
| Drenagem da rede pública | 17 | 3.3 |
| Tubo que conduz a uma ravina ou fenda | 7 | 1.4 |
| Conduta que conduz a um rio, lago ou mar | 1 | 0.2 |
| Total | 515 | 100.0 |

Fonte: Trabalho de campo

A Tabela 14 mostra as caraterísticas das instalações sanitárias da habitação, 59,6% das casas de banho não têm descarga.

**Tabela 14. Distribuição percentual das caraterísticas do serviço de saneamento da habitação.**

**Caraterísticas do serviço de saúde**

| | N | % |
|---|---|---|
| Não se pode deitar água | 307 | 59.6 |
| A água é deitada num balde | 163 | 31.7 |
| Tem uma descarga direta de água | 45 | 8.7 |
| Total | 515 | 100.0 |

Fonte: Trabalho de campo

A Tabela 15 mostra a distribuição da partilha da casa de banho, 90,7% dos inquiridos referem que não partilham a casa de banho na habitação.

**Tabela 15. Distribuição percentual do serviço de saneamento se partilhado com outras habitações.**

**Serviço de saúde partilhado**

| | N | % |
|---|---|---|
| Não | 467 | 90.7 |
| Sim | 48 | 9.3 |
| Total | 515 | 100.0 |

Fonte: Trabalho de campo A tabela seguinte mostra como o lixo é recolhido, 94,4% dos inquiridos referem queimar o lixo ou atirá-lo para o camião de recolha (Tabela 16).

**Tabela 16. Distribuição percentual dos resíduos produzidos no agregado familiar.** Lixo na habitação

| | N | % |
|---|---|---|
| Queimam-no | 348 | 67.6 |
| É recolhido por um camião de lixo ou por um carrinho | 138 | 26.8 |
| É depositado num contentor ou num depósito | 13 | 2.5 |
| Eles enterram-no | 12 | 2.3 |
| É depositado na lixeira pública | 1 | 0.2 |
| Atiram-na para uma ravina ou fenda. | 1 | 0.2 |
| É atirado para o rio, lago ou barragem. | 1 | 0.2 |
| É despejado num terreno baldio ou numa rua. | 1 | 0.2 |
| Total | 515 | 100.0 |

Fonte: Trabalho de campo

A Tabela 17 mostra o tipo de habitação que o agregado familiar possui, 87,0% dos inquiridos afirmam ser proprietários da sua casa.

**Tabela 17. Distribuição percentual do tipo de habitação.**

**A habitação é?**

| | N | % |
|---|---|---|
| Próprio | 448 | 87.0 |
| Emprestado | 49 | 9.5 |
| Outra situação | 6 | 1.2 |
| Intestado ou em litígio | 6 | 1.2 |
| É sua, mas está a pagar por ela | 4 | 0.8 |
| Alugado | 2 | 0.4 |
| Total | 515 | 100.0 |

Fonte: Trabalho de campo

O quadro 18 mostra os bens detidos pelo agregado familiar, 15,5% dos agregados familiares possuem um automóvel.

**Tabela 18. Distribuição percentual dos bens detidos pelo agregado familiar.**

**Posses**

| | N | % |
|---|---|---|
| Automóvel | 80 | 15.5 |
| Internet | 63 | 12.2 |
| Carrinha fechada ou com cabina | 17 | 3.3 |
| Carrinha de caixa fechada | 26 | 5.0 |

Fonte: Trabalho de campo

A Tabela 19 mostra as médias do rendimento do agregado familiar e das despesas alimentares por semana, bem como as pessoas que vivem na habitação, o rendimento médio semanal do agregado familiar é de 894,1 pesos.

**Quadro 19. Rendimento médio, despesas e pessoas que vivem no .**

| Economia doméstica e número de pessoas que vivem na habitação | Média Mínimo MáximoS.D. | | | | |
|---|---|---|---|---|---|
| Rendimento | 513 | 894.1 | 100 | 3000 | 583.3 |
| Despesas | 515 | 551.9 | 100 | 2000 | 297.5 |
| Pessoas que vivem na habitação | 515 | 5.8 | 2 | 16 | 2.2 |

Fonte: Trabalho de campo

O Quadro 20 mostra a distribuição do facto de algum membro do agregado familiar receber qualquer tipo de ajuda alimentar. 93,2% dos agregados familiares declaram não ter qualquer tipo de ajuda alimentar.

**Quadro 20. Distribuição percentual se algum membro do agregado familiar recebe apoio alimentar.**

**Recebe ajuda alimentar**

| | N | % |
|---|---|---|
| Não | 480 | 93.2 |
| Sim | 35 | 6.8 |
| Total | 515 | 100.0 |

Fonte: Trabalho de campo

A Tabela 21 mostra a distribuição dos programas que a família recebe atualmente. 68,6% das famílias referiram receber alimentos do DIF ou de uma ONG.

**Tabela 21. Distribuição percentual dos tipos de programas de assistência alimentar recebidos por um membro do agregado familiar.**

**Programas**

| | N | % |
|---|---|---|
| Despensas de alimentos DIF | 14 | 40.0 |
| Fornecimento de alimentos às ONG | 10 | 28.6 |
| Pequenos-almoços escolares quentes | 6 | 17.1 |
| Pequenos-almoços escolares frios | 3 | 8.6 |
| Bem-estar | 2 | 5.7 |
| Total | 35 | 100.0 |

Fonte: Trabalho de campo

A Tabela 22 mostra a distribuição dos programas que o adolescente recebeu ao longo da vida, 100% dos adolescentes inquiridos receberam cestas básicas do DIF e 7,8% dos adolescentes referem ter recebido pequenos-almoços escolares frios.

**Tabela 22. Distribuição percentual dos tipos de programas de assistência alimentar recebidos pelo adolescente ao longo de sua vida.**

**Programas**

| | N | % |
|---|---|---|
| Despensas de alimentos DIF | 515 | 100.0 |
| Pequenos-almoços escolares frios | 40 | 7.8 |
| Pequenos-almoços escolares quentes | 26 | 5.0 |
| Próspera | 19 | 3.7 |
| Oportunidades | 15 | 2.9 |
| Fornecimento de alimentos às ONG | 12 | 2.3 |
| Cantina comunitária | 8 | 1.6 |
| Progresso | 6 | 1.2 |
| Leite LICONSA | 5 | 1.0 |
| Benito Juarez | 1 | 0.2 |

Fonte: Trabalho de campo

A Tabela 23 mostra a distribuição de animais para a alimentação familiar, 75,1% das famílias inquiridas mencionaram a criação de animais para a alimentação familiar.

**Tabela 23. Distribuição percentual da criação de animais para fins alimentares.**

**Criação de animais para alimentação**

| | N | % |
|---|---|---|
| Sim | 387 | 75.1 |
| Não | 128 | 24.9 |
| Total | 515 | 100.0 |

Fonte: Trabalho de campo

A Tabela 24 mostra a distribuição do tipo de criação de animais, 69,1% (gado pequeno) e 55,9% (gado grande) ambos são para consumo familiar. **Tabela 24. Distribuição percentual do tipo de criação de animais para alimentação.**

**Pequenos animais**

**Animais de grande porte**

**Criação de animais**

| n | | % | n | % |
|---|---|---|---|---|
| Autoconsumo | 253 | 69.1 | 19 | 55.9 |
| Ambos | 105 | 28.7 | 12 | 35.3 |
| Venda | 8 | 2.2 | 3 | 8.8 |
| Total | 366 | 100.0 | 34 | 100.0 |

Fonte: Trabalho de campo

A Tabela 25 mostra a distribuição do cultivo de alimentos para alimentação, 77,1% dos agregados familiares cultivam alimentos para a sua dieta.

**Quadro 25. Distribuição percentual da produção de alimentos para consumo humano**

**Culturas alimentares**

| | N | % |
|---|---|---|
| Sim | 397 | 77.1 |
| Não | 118 | 22.9 |
| Total | 515 | 100.0 |

Fonte: Trabalho de campo

A Tabela 26 mostra a distribuição do tipo de culturas cultivadas para alimentação, 93,8% das famílias cultivam grãos básicos para seu próprio consumo.

**Quadro 26. Distribuição percentual do tipo de culturas para fins alimentares.**

**Frutas Legumes Grãos de base Culturas alimentares**

| n % n % | | | | | n | % |
|---|---|---|---|---|---|---|
| Autoconsumo | 37 | 94.9 | 53 | 85.5 | 335 | 93.8 |
| Ambos | 2 | 5.1 | 9 | 14.5 | 20 | 5.6 |
| Venda | 0 | 0.0 | 0 | 0.0 | 2 | 0.6 |
| Total | 39 | 100.0 | 62 | 100.0 | 357 | 100.0 |

Fonte: Trabalho de campo

A tabela seguinte mostra a idade média dos pais dos adolescentes, bem como do próprio adolescente, a idade média das mães dos adolescentes é de 41 anos e a idade média dos pais é de 43 anos (Tabela 27).

**Tabela 27. Idade média da mãe, do pai e do adolescente.**

| Idade referida em anos completados | N | Média | Mínimo | Máximo | D.E. |
|---|---|---|---|---|---|
| Idade da mãe | 502 | 41 | 27 | 64 | 6.791 |
| Idade do pai | 431 | 43 | 29 | 65 | 7.185 |
| Idade do adolescente | 515 | 14 | 12 | 17 | 1.11 |

Fonte: Trabalho de campo

O quadro 28 mostra o número médio de nados-vivos, com uma média de 5 crianças nascidas por família.

**Tabela 28. Número médio de filhos nascidos vivos da mãe da mãe do adolescente.**

| Número de nados-vivos | N | Média | Mínimo | Máximo | D.E. |
|---|---|---|---|---|---|
| Mãe do adolescente | 503 | 5 | 1 | 15 | 2.387 |

Fonte: Trabalho de campo

A Tabela 29 mostra a distribuição do estado civil dos pais dos adolescentes, bem como dos próprios adolescentes: 92,3% dos pais são casados ou em união, enquanto 99,0% dos adolescentes são solteiros.

**Tabela 29. Distribuição percentual do estado civil dos pais e do adolescente.**

**Pais**

**Adolescente**

**Estado civil**

| | n | % | n | % |
|---|---|---|---|---|
| Casado | 279 | 55.6 | 3 | 0.6 |
| União livre | 184 | 36.7 | 2 | 0.4 |
| Individual | 19 | 3.8 | 510 | 99.0 |
| Viúvo | 12 | 2.4 | 0 | 0.0 |
| Divorciado | 8 | 1.6 | 0 | 0.0 |
| Total | 502 | 100.0 | 515 | 100.0 |

Fonte: Trabalho de campo

A Tabela 30 apresenta a distribuição linguística dos pais dos adolescentes e do adolescente, as mães dos adolescentes têm a maior prevalência (40,6%) de espanhol e Mazahua (bilingue), 60,3% dos pais falam espanhol e 91,1% dos adolescentes falam espanhol.

**Tabela 30. Distribuição percentual da língua dos pais e dos adolescentes.**

**Mãe Pai Linguagem dos adolescentes**

**n%n%n%**

| | | | | | | |
|---|---|---|---|---|---|---|
| Inglês | 296 | 58.8 | 260 | 60.3 | 469 | 91.1 |
| Bilingue | 204 | 40.6 | 171 | 39.7 | 46 | 8.9 |
| Indígena | 3 | 0.6 | 0 | 0.0 | 0 | 0.0 |
| Total | 503 | 100.0 | 431 | 100.0 | 515 | 100.0 |

Fonte: Trabalho de campo A Tabela 31 mostra a distribuição da segurança social dos pais dos filhos das crianças que nasceram no país.

adolescentes, bem como os próprios adolescentes, uma média de 89,6% dos sujeitos do estudo não têm segurança social.

**Tabela 31. Distribuição percentual da segurança social dos pais e do adolescente.**

**Segurança**

**Mãe Pai Adolescente**

| social | n | % | n | % | n | % |
|---|---|---|---|---|---|---|
| Sem segurança | 451 | 89.7 | 376 | 87.2 | 474 | 92.0 |
| Não sei | 36 | 7.2 | 33 | 7.7 | 27 | 5.2 |
| IMSS | 10 | 2.0 | 13 | 3.0 | 8 | 1.6 |
| Outra instituição | 5 | 1.0 | 8 | 1.9 | 5 | 1.0 |
| ISSSTE | 1 | 0.2 | 1 | 0.2 | 1 | 0.2 |
| Total | 503 | 100.0 | 431 | 100.0 | 515 | 100.0 |

Fonte: Trabalho de campo

A Tabela 32 mostra a distribuição da escolaridade dos pais e dos adolescentes: 34,4% vs. 33,8% das mães vs. pais têm o ensino fundamental completo e 47,6% dos adolescentes têm o ensino médio incompleto no momento da entrevista.

**Tabela 32. Distribuição percentual da escolaridade dos pais e dos adolescentes.**

**Mãe Pai Escolaridade dos adolescentes**

**N % n % n %**

| | | | | | | |
|---|---|---|---|---|---|---|
| Sem educação | 66 | 13.1 | 39 | 9.1 | 1 | 0.2 |
| Pré-escolar | 5 | 1.0 | 6 | 1.4 | 3 | 0.6 |
| Primário completo | 173 | 34.4 | 145 | 33.8 | 150 | 29.1 |
| Primário incompleto | 136 | 27.0 | 102 | 23.8 | 11 | 2.1 |
| Secundário completo | 106 | 21.1 | 108 | 25.2 | 80 | 15.5 |
| Secundário incompleto | 11 | 2.2 | 15 | 3.5 | 245 | 47.6 |
| Escola secundária completo | 5 | 1.0 | 8 | 1.9 | 2 | 0.4 |
| Escola secundária incompleto | 1 | 0.2 | 2 | 0.5 | 23 | 4.5 |
| Bacharelato completo | 0 | 0.0 | 4 | 0.9 | 0 | 0.0 |
| Total | 503 | 100.0 | 429 | 100.0 | 515 | 100.0 |

Fonte: Trabalho de campo

A Tabela 33 mostra a distribuição do tempo de gestação, 94,4% das adolescentes tiveram um tempo de gestação normal.

**Tabela 33. Distribuição percentual do tempo de gestação durante a gravidez.**

**Gestação**

| | N | % |
|---|---|---|
| Normal | 486 | 94.4 |
| Prematuro | 27 | 5.2 |
| Pós-maduro | 2 | 0.4 |
| Total | 515 | 100.0 |

Fonte: A Tabela 34 mostra a distribuição do peso ao nascer das adolescentes, sendo 87,1% no primeiro ano de vida, e 87,1% no segundo ano de vida. das adolescentes tiveram peso normal ao nascer.

**Tabela 34. Distribuição percentual do peso ao nascer na adolescência.**

**Peso à nascença**

| | N | % |
|---|---|---|
| Normal | 445 | 87.1 |
| Insuficiente | 66 | 12.9 |
| Total | 511 | 100.0 |
| | | Fonte: Trabalho de campo |

A Tabela 35 mostra a distribuição se a adolescente foi amamentada, 96,9% das adolescentes foram amamentadas.

**Distribuição percentual se a adolescente foi amamentada.**

**Peito materno**

| | N | % |
|---|---|---|
| Sim | 499 | 96.9 |
| Não | 16 | 3.1 |
| Total | 515 | 100.0 |
| | | Fonte: Trabalho de campo |

A Tabela 36 apresenta a distribuição do tipo de aleitamento materno recebido pela criança, 72,2% dos adolescentes foram amamentados e 3,1% foram alimentados com mamadeira.

**Tabela 36. Distribuição percentual do tipo de aleitamento materno recebido pela criança**

| adolescente. | | | | | | | |
|---|---|---|---|---|---|---|---|
| | Peito | | Misto | | Biberão | | Total |
| Amamentação | n | % | n | % | n | % | N |
| | 372 | 72.2 | 127 | 24.7 | 16 | 3.1 | 515 |

Fonte: Trabalho de campo

A Tabela 37 mostra a distribuição do tempo de aleitamento materno, 89,4% das adolescentes foram amamentadas durante 5-24 meses de .

**Tabela 37. Distribuição percentual do tempo em que a adolescente foi amamentada.**

**Duração**

| | **N** | **%** |
|---|---|---|
| 0 - 4 meses | 25 | 5.0 |
| 5 - 12 meses | 230 | 46.2 |
| 12 - 24 meses | 215 | 43.2 |
| mais de 24 meses | 28 | 5.6 |
| **Total** | **498** | **100.0** |

Fonte: Trabalho de campo

A Tabela 38 mostra a distribuição do início do aleitamento a biberão, 20,3% dos adolescentes alimentados a biberão começaram a fazê-lo aos 0 meses de idade.

**Tabela 38. Distribuição percentual do início da amamentação com biberão.**

**Início**

| | N | % |
|---|---|---|
| 0 meses | 29 | 20.3 |
| 1 mês | 19 | 13.3 |
| 2 meses | 6 | 4.2 |
| 3 meses | 6 | 4.2 |
| 4 meses | 7 | 4.9 |
| 5 meses | 8 | 5.6 |
| 6 meses | 21 | 14.7 |
| 7 meses | 9 | 6.3 |
| 8 meses | 15 | 10.5 |
| 9 meses | 6 | 4.2 |
| 10 meses | 0 | 0.0 |
| 11 meses | 1 | 0.7 |
| 12 meses | 16 | 11.2 |
| Total | 143 | 100.0 |
| | | Fonte: Trabalho de campo |

A Tabela 39 apresenta a distribuição do aleitamento materno exclusivo, 80,4% das adolescentes foram amamentadas exclusivamente nos primeiros seis meses de vida.

**Distribuição percentual do aleitamento materno exclusivo durante os primeiros seis meses.**Aleitamento materno exclusivo

| | N | % |
|---|---|---|
| Sim | 414 | 80.4 |
| Não | 101 | 19.6 |
| Total | 515 | 100.0 |

Fonte: Trabalho de campo

A Tabela 40 mostra a distribuição da idade no início da introdução de refrigerantes na dieta, 41,4% começam a beber refrigerantes entre 5 e 12 meses de idade.

**Tabela 40. Distribuição percentual da idade de início da introdução de refrigerantes.**

**Refresco**

| | N | % |
|---|---|---|
| 0 - 4 meses | 11 | 2.2 |
| 5 - 12 meses | 206 | 41.4 |
| 12 - 24 meses | 194 | 39.0 |
| mais de 24 meses | 104 | 20.9 |
| Total | 515 | 103.4 |

Fonte: Trabalho de campo O quadro 41 mostra a distribuição dos primeiros alimentos que foram utilizados.

No que respeita à alimentação complementar, 62,1% dos adolescentes tinham uma alimentação complementar inadequada.

**Tabela 41. Distribuição percentual dos primeiros alimentos, com exceção do leite, que foram incorporados na dieta do adolescente.**

**Primeiros alimentos**

| | N | % |
|---|---|---|
| Inadequado | 320 | 62.1 |
| Moderadamente adequado | 124 | 24.1 |
| Adequado | 71 | 13.8 |
| Total | 515 | 86.2 |

Fonte: Trabalho de campo

A Tabela 42 mostra a distribuição do índice de massa corporal para a idade dos adolescentes, 27,2% dos adolescentes tinham excesso de peso ou eram obesos.

**Tabela 42. Distribuição percentual do índice de massa corporal por idade em adolescentes.**

**Índice de massa corporal para a idade**

| | N | % |
|---|---|---|
| Obesidade | 32 | 6.2 |
| Excesso de peso | 108 | 21.0 |
| Peso normal | 336 | 65.2 |
| Magreza | 35 | 6.8 |
| Emagrecimento acentuado | 4 | 0.8 |
| Total | 515 | 100.0 |

Fonte: Trabalho de campo A Tabela 43 mostra a distribuição do estado nutricional de acordo com indicador altura para idade para adolescentes, 64,1% dos adolescentes tinham algum grau de baixa estatura.

**Distribuição percentual da altura para a idade em adolescentes.**

**Tamanho para a idade**

| | N | % |
|---|---|---|
| Ligeiramente elevado | 4 | 0.8 |
| Altura normal | 181 | 35.1 |
| Ligeiramente baixo | 221 | 42.9 |
| Baja | 109 | 21.2 |
| Total | 515 | 100.0 |

Fonte: Trabalho de campo

A Tabela 44 mostra a distribuição dos membros inferiores nos adolescentes, 17,9% dos adolescentes tinham membros inferiores curtos (braquiesqueléticos).

**Distribuição percentual das extremidades inferiores em adolescentes.**

**Extremidades inferiores**

| | N | % |
|---|---|---|
| Braquiesqueleto | 92 | 17.9 |
| Mesoesquelético | 164 | 31.8 |
| Macro-esquelético | 259 | 50.3 |
| Total | 515 | 100.0 |

Fonte: Trabalho de Campo A tabela 45 mostra a relação cintura/altura nos adolescentes, 30,9% dos adolescentes estavam na mesma faixa etária que o resto da população, e 30,9% estavam na mesma faixa etária. os adolescentes apresentavam um risco elevado de desenvolver doenças crónicas degenerativas.

**Distribuição percentual da relação cintura/altura em adolescentes.**

**Tamanho do índice da cintura**

| | N | % |
|---|---|---|
| Aceitável | 356 | 69.1 |
| Elevado | 159 | 30.9 |
| Total | 515 | 100.0 |

Fonte: Trabalho de campo

A Tabela 46 mostra a distribuição do índice de massa corporal da mãe do adolescente, 73,9% das mães tinham sobrepeso ou obesidade.

**Tabela 46. Distribuição percentual do índice de massa corporal das mães de adolescentes.**

**Índice de Massa Corporal**

| | N | % |
|---|---|---|
| Obesidade | 109 | 30.5 |
| Excesso de peso | 155 | 43.4 |
| Adequado | 88 | 24.7 |
| Malnutrição | 5 | 1.4 |
| Total | 357 | 100.0 |

Fonte: Trabalho de campo A Tabela 47 mostra a distribuição dos membros curtos da mãe do

adolescente, 50,7% das mães tinham membros curtos ou também chamados braquicefálicos.

**Tabela 47. Distribuição percentual das extremidades inferiores em mães de adolescentes.**

**Extremidades inferiores**

| | N | % |
|---|---|---|
| Braquiesqueleto | 174 | 50.7 |
| Mesoesquelético | 109 | 31.8 |
| Macro-esquelético | 60 | 17.5 |
| Total | 343 | 100.0 |

Fonte: Trabalho de campo

A Tabela 48 apresenta a distribuição da relação cintura/altura das mães de adolescentes, 88,3% das mães têm um risco elevado de desenvolver doenças crónicas degenerativas.

**Distribuição percentual da relação cintura/altura em mães de adolescentes.**

**Tamanho do índice da cintura**

| | N | % |
|---|---|---|
| Aceitável | 42 | 11.7 |
| Elevado | 317 | 88.3 |
| Total | 359 | 100.0 |

Fonte: A Tabela 49 mostra uma distribuição do índice de massa corporal do pai dos 90,2% dos pais tinham excesso de peso ou eram obesos.

**Tabela 49. Distribuição percentual do índice de massa corporal dos pais de adolescentes.**

**Índice de Massa Corporal**

| | N | % |
|---|---|---|
| Obesidade | 5 | 9.8 |
| Excesso de peso | 24 | 47.1 |
| Adequado | 22 | 43.1 |
| Total | 51 | 100.0 |

Fonte: Trabalho de campo

A Tabela 50 mostra a distribuição dos membros curtos do pai do adolescente, 31,1% dos pais tinham membros curtos, braquicefálicos. **Tabela 50. Distribuição percentual dos membros inferiores nos adolescentes.**

**Extremidades inferiores**

| | N | % |
|---|---|---|
| Braquiesqueleto | 14 | 31.1 |
| Mesoesquelético | 15 | 33.3 |
| Macro-esquelético | 16 | 35.6 |
| Total | 45 | 100.0 |

Fonte: Trabalho de Campo A Tabela 51 apresenta a distribuição da relação cintura/altura dos pais dos adolescentes, 86,3% dos pais apresentam alto risco de desenvolver doenças crónicas degenerativas.

**Tabela 51. Distribuição percentual do índice de altura da cintura nos pais de adolescentes**

**Tamanho do índice da cintura**

| | N | % |
|---|---|---|
| Aceitável | 7 | 13.7 |
| Elevado | 44 | 86.3 |
| Total | 51 | 100.0 |

Fonte: Trabalho de campo

As Tabelas 52 e 53 apresentam o estado nutricional segundo o índice de massa corporal para a idade no pré-escolar e na adolescência, sendo que 21,7% dos adolescentes apresentaram uma evolução desfavorável.

**Tabela 52. Distribuição percentual do estado nutricional por índice de massa corporal para a idade na pré-escola e na adolescência.**

**Estado nutricional índice de massa corporal entre as idades**

**Estado nutricional índice de massa corporal por idade na adolescência na fase preschoo servere Obesidade Excesso de peso Normal Magreza Magreza**

| | | | | | | |
|---|---|---|---|---|---|---|
| Obesidade<br>Excesso de peso Peso normal<br>Magreza<br>Emagreciment o acentuado | 4<br>10<br>16<br>2<br>0 | 6<br>22<br>75<br>4<br>1 | 8<br>49<br>264<br>12<br>3 | 1<br>4<br>26<br>4<br>0 | 0<br>0<br>4<br>0<br>0 | 19<br>85<br>385<br>22<br>4 |
| Total | 32 | 108 | 336 | 35 | 4 | 515 |

**P=.048**

**Tabela 53. Distribuição percentual da evolução do estado nutricional segundo o índice de massa corporal para a idade no pré-escolar e na adolescência.**

**Evolução n%**

| | | |
|---|---|---|
| Favourable | 336 | 65.2 |
| Intermediate | 67 | 13.0 |
| Unfavourable | 112 | 21.7 |

As Tabelas 54 e 55 apresentam o estado nutricional segundo o indicador altura para idade no pré-escolar e na adolescência, sendo que 21,2% dos adolescentes apresentaram uma evolução desfavorável.

**Tabela 54. Distribuição percentual do estado nutricional por indicador de altura para idade na pré-escola e na adolescência.**

**Estado nutricional altura para a idade no estádio**

**Estado nutricional de acordo com a altura para a idade na adolescência pré-escolar**

**Ligeiramente alta Altura normal Ligeiramente baixa Descarga total**

| | | | | | |
|---|---|---|---|---|---|
| Normal | 2 | 46 | 25 | 6 | 79 |
| Ligeiro | 2 | 92 | 82 | 14 | 190 |
| Moderado | 0 | 35 | 87 | 57 | 179 |
| Sério | 0 | 8 | 27 | 32 | 67 |
| Total | 4 | 181 | 221 | 108 | 515 |

**P=.000**

**Tabela 55. Distribuição percentual da evolução do estado nutricional segundo o indicador altura para idade na pré-escola e na adolescência.**

**Desenvolvimentos n %**

| | | |
|---|---|---|
| Favorável | 185 | 35.9 |
| Intermediário | 221 | 42.9 |
| Desfavorável | 109 | 21.2 |
| Total | 515 | 100.0 |

A Tabela 56 mostra o risco de obesidade na adolescência para quem tem membros inferiores curtos (braquicefálicos) e um rendimento familiar semanal inferior ou igual a 500 pesos.

**Tabela 56. Modelo de regressão logística múltipla do estado de nutrição por IMC-por-idade (obesidade) dos adolescentes**
**Intervalo de confiança de**

**B (95%)**

**Variáveis Categorias Coeficiente B (ES) Sig**

| Inferior | | | | Probabilidades Rácio | Topo |
|---|---|---|---|---|---|
| Obesidade | -0.328 (0.507) | 0.520 | | | |
| Extremidades Braquiesqueléticas | 1.332 (0.516) | 0.010 | 1.378 | 3.789 | 10.418 |
| inferior em Mesoskeletal adolescente Macro-esquelético | 0.037 (0.537) 0b | 0.950 . | 0.362 . | 1.038 | 2.973 . |
| Índice da cintura Aceitável | -3.904 (0.635) | 0.000 | 0.006 | 0.02 | 0.07 |
| tamanho do Elevado | 0b | . | . | | . |
| Baixo peso em baixo peso | -0.362 (0.629) | 0.570 | 0.203 | 0.696 | 2.387 |
| nascido do Peso normal | 0b | . | . | | . |
| <= 500 pesos | -1.177 (0.584) | 0.040 | 0.098 | 0.308 | 0.967 |

a. A categoria de referência é: Normal.

b. Este parâmetro é fixado em zero por ser redundante.

O Quadro 57 apresenta o risco de ter excesso de peso na adolescência se tiver peso a menos à nascença.

**Tabela 57. Modelo de regressão logística múltipla do estado nutricional por IMC-por-idade (excesso de peso) dos adolescentes**

**Intervalo de confiança**

| Coef. B<br>Variáveis Categorias Sig. (ES) | de B (95%)<br><br>Probabilidades | | |
|---|---|---|---|
| | Inferio<br>r | Rácio | Topo |
| 0.446<br>(0.345) | | | |
| 0.665<br>Braquiesqueleto 0.060 | 0.987 | 1.944 | 3.828 |
| inferior em 0,285<br>Mesoesquelético0.340 | 0.743 | 1.33 | 2.379 |
| Macroesquelético 0b . | . | | . |
| -2.524<br>Rácio cintura/quadril de Aceitável0,000 | 0.048 | 0.08 | 0.135 |
| adolescente<br>Elevado0b . | . | | . |
| -0.905<br>Baixo peso à nascençaBaixo peso à nascença0,050 | 0.167 | 0.405 | 0.981 |
| do adolescente<br>Peso normal 0b . | . | | . |
| -0.246<br><= 500 pesos 0.480 | 0.394 | 0.782 | 1.551 |
| Rendimento familiar para o<br>semana 0.280 | 0.354 | 0.691 | 1.348 |
| >= 1001 pesos0b . | . | | . |

a. A categoria de referência é: Normal.

b. Este parâmetro é fixado em zero por ser redundante.

A Tabela 58 mostra que o risco de se tornarem magros ou muito magros na adolescência aumenta se tiverem um baixo peso à nascença.

**Tabela 58. Modelo de regressão logística múltipla do estado nutricional segundo o IMC para a idade em adolescentes (magros e muito magros)**
**Intervalo de confiança de B (95%)**
**Variáveis Categorias Coeficiente B (ES) Sig.**

| Inferior | | | | Probabilidades Rácio | Topo |
|---|---|---|---|---|---|
| Magreza e magreza | -3.033 (0.827) | 0.000 | | | |
| grave Extremidades Braquiesqueléticas | -2.101 (1.036) | 0.040 | 0.016 | 0.122 | 0.932 |
| inferior em Mesoskeletal adolescente Macro-esquelético | -1.076 (0.472) 0b | 0.020 . | 0.135 . | 0.341 | 0.859 . |
| Índice da cintura Aceitável | 1.264 (0.759) | 0.100 | 0.799 | 3.539 | 15.665 |
| tamanho do Elevado | 0b | . | . | | . |
| Baixo peso emMenos peso | 1.16 (0.431) | 0.010 | 1.37 | 3.189 | 7.422 |
| nascido do Peso normal | 0b | . | . | | . |
| <= 500 pesos | -0.689 (0.528) | 0.190 | 0.178 | 0.502 | 1.414 |

a. A categoria de referência é: Normal.

b. Este parâmetro é definido como zero porque é redundante.

O quadro 59 mostra o risco de atraso de crescimento ligeiro na adolescência se desenvolver braquiesqueleto ou mesoesqueleto dos membros inferiores na adolescência e atraso de crescimento moderado ou grave no pré-escolar.

**Tabela 59. Modelo de regressão logística múltipla do estado nutricional da altura para a idade dos adolescentes (ligeiramente baixo)**

**Intervalo de confiança de B (95%)**

**Variáveis Categorias Coeficiente B (ES)Sig.**

| Inferior | | | | Probabilidades Rácio | Topo |
|---|---|---|---|---|---|
| Ligeiramente baixo | 0.627 (0.673) | 0.352 | | | |
| Obesidade | -1.794 (0.701) | 0.010 | 0.042 | 0.166 | 0.657 |
| Índice de massa Excesso de peso | -0.838 (0.552) | 0.129 | 0.147 | 0.433 | 1.277 |
| corpo para o Normal | -0.357 (0.461) | 0.439 | 0.283 | 0.7 | 1.729 |
| idade no | | | | | |
| Magreza na adolescência mais | | | | | |
| magreza | 0b | . | . | | . |
| grave | | | | | |
| Braquiesqueleto | 1.072 (0.341) | 0.002 | 1.497 | 2.922 | 5.704 |
| inferior em Mesoskeletal | 0.652 (0.247) | 0.008 | 1.182 | 1.919 | 3.116 |
| Macro-esquelético do adolescente | 0b | . | . | | . |
| Índice da cintura Aceitável | -0.768 (0.331) | 0.02 | 0.243 | 0.464 | 0.887 |
| Adolescente Alta | 0b | . | . | | . |

**Intervalo de confiança de B**

| | | | | | (95%) | |
|---|---|---|---|---|---|---|
| Variávei s | Categorias | Coef. B (PT) | Sig. | | | |
| | | | Probabilidades Inferior Superior | | | |
| | | | | | Rácio | |
| Normal | | 0b | . | . | | . |
| Tamanho para o Ligeiro | | 0.51 (0.303) | 0.092 | 0.92 | 1.666 | 3.017 |
| a idade do Moderado | | 1.657 (0.337) | 0.000 | 2.706 | 5.242 | 10.154 |
| Sério | | 1.895 (0.492) | 0.000 | 2.536 | 6.654 | 17.464 |
| Número de Filhos <= 2 filhos | | -0.725 (0.464) | 0.118 | 0.195 | 0.484 | 1.203 |
| nascido | | | | | | |
| vida dos 3 aos 7 filhos | | -0.67 (0.353) | 0.057 | 0.256 | 0.512 | 1.021 |
| mãe do | | | | | | |
| adolescente>= 8 crianças | | 0b | . | . | | . |

a. A categoria de referência é: Normal.

b. Este parâmetro é fixado em zero por ser redundante.

A Tabela 60 mostra o risco de baixa estatura na adolescência se os membros inferiores forem braquicefálicos e a estatura para a idade moderada e grave na pré-escola.

**Tabela 60. Modelo de regressão logística múltipla do estado nutricional da altura para a idade dos adolescentes (baixo)**
**Intervalo de confiança de B (95%)**
**Variáveis Categorias Coeficiente B (ES) Sig**

| Inferior | | | | Probabilidades Rácio | Topo |
|---|---|---|---|---|---|
| Baja | 0.784 (0.864) | 0.364 | | | |
| Obesidade | -3.242 (0.862) | 0 | 0.007 | 0.039 | 0.212 |
| Índice de massa Excesso de peso | -2.473 (0.699) | 0 | 0.021 | 0.084 | 0.332 |
| corpo para a idade Normal no adolescente Magreza mais | -0.976 (0.543) | 0.072 | 0.13 | 0.377 | 1.092 |
| magreza | 0b | . | . | | . |
| grave | | | | | |
| Extremidades Braquiesqueléticas | 1.864 (0.415) | 0 | 2.861 | 6.452 | 14.547 |
| inferior em Mesoskeletal | 0.257 (0.357) | 0.471 | 0.643 | 1.293 | 2.602 |
| Macro-esquelético do adolescente | 0b | . | . | | . |
| Índice da cintura Aceitável | -2.296 (0.413) | 0 | 0.045 | 0.101 | 0.226 |
| tamanho do | | | | | |
| Adolescente Alta | 0b | . | . | | . |

**Continuar...**
**Intervalo de confiança de B (95%)**
**Variáveis Categorias Coeficiente B (ES) Sig**

| Inferior | | | | | Probabilidades Rácio | Topo |
|---|---|---|---|---|---|---|
| | Normal | 0b | . | . | | . |
| Tamanho para | Ligeiro | 0.147 (0.55) | 0.789 | 0.394 | 1.158 | 3.402 |
| a idade do pré-escolar | Moderado | 2.714 (0.522) | 0 | 5.418 | 15.085 | 41.998 |
| | Sério | 3.572 (0.635) | 0 | 10.259 | 35.586 | 123.434 |
| Número de | <= 2 filhos | -0.734 (0.636) | 0.248 | 0.138 | 0.48 | 1.668 |
| crianças nascido | 3 a 7 crianças | -0.563 (0.438) | 0.199 | 0.241 | 0.57 | 1.344 |
| viver no | | | | | | |
| mãe do | >= 8 filhos | 0b | . | . | | . |

a. A categoria de referência é: Normal.
b. Este parâmetro é fixado em zero por ser redundante.

# CAPÍTULO 4

## DISCUSSÃO

A população estudada tem 30,3% mais crianças menores de cinco anos com baixa estatura em comparação com a prevalência relatada pelo ENSANUT 2018-19 para comunidades rurais, o que nos diz que essas comunidades na zona de Mazahua têm más condições de saúde, nutrição e vida. No que diz respeito à prevalência de sobrepeso e obesidade em adolescentes, segundo o ENSANUT 2018-19, há uma pequena diferença de 11,2%, pois, de acordo com a pesquisa, 38,4% da população nacional apresenta essas condições, enquanto 27,2% da população estudada apresentou essas condições. As associações que se mostraram significativas foram: a baixa estatura na idade pré-escolar está associada à baixa estatura na idade adolescente, assim como a baixa estatura dos membros inferiores na idade adolescente. A relação cintura/estatura aceitável na adolescência foi considerada um fator de proteção contra o sobrepeso e a obesidade na mesma idade. Em relação às condições socioeconômicas, três delas apresentaram associação com o estado nutricional dos adolescentes: nascidos vivos, baixo peso e renda familiar semanal.

# CONCLUSÕES

O estado nutricional na infância tem uma associação mais forte com possíveis efeitos na altura em idade adolescente do que o IMC/e.A baixa estatura e os membros curtos estão associados ao excesso de peso e à obesidade na adolescência. É necessário estudar a dieta atual dos adolescentes para saber o efeito que tem no seu estado nutricional nessa idade; a insegurança alimentar e/ou o ambiente obesogénico desempenham um papel importante nesta condição. Além disso, devem ser estudados os dados pré-pós-natais e socioeconómicos em idade pré-escolar; é de salientar que 72% das famílias participantes neste estudo se concentram nas categorias marginal e inferior, de acordo com o nível socioeconómico.Muitas das famílias entrevistadas encontram-se em condições socioeconómicas precárias, como a sobrelotação (31.Muitas famílias entrevistadas encontram-se em condições socioeconómicas precárias, tais como a sobrelotação (31,2%), o uso de lenha para cozinhar (86,8%), o fogo ou forno aberto sem chaminé ou exaustor (39,0%), as casas de banho que utilizam não têm descarga (59,6%), não têm serviço de recolha de lixo, pelo que optam por queimá-lo (67,6%), não têm segurança social (89,6%), etc. É necessário efetuar uma vigilância nutricional atempada, que deve ter a capacidade de recolher informações mais específicas em tempo real, permitindo uma melhor compreensão das condições em que as crianças se desenvolvem e a possibilidade de intervir instantaneamente no ciclo da saúde e da pobreza. Sistemas de saúde dignos, descentralizados e estrategicamente distribuídos nos territórios mais desprotegidos são uma necessidade face aos evidentes problemas de saúde pública no país. É de vital importância a criação de políticas públicas que garantam a saúde materna e perinatal, o planeamento familiar e a melhoria do rendimento das famílias das comunidades rurais do país, bem como das suas condições sociais, de modo a reduzir o atraso de crescimento na idade pré-escolar, o excesso de peso e a obesidade na adolescência e as doenças crónicas não degenerativas na idade adulta.

## REFERÊNCIAS BIBLIOGRÁFICAS

Chávez & Muñoz. (2007). A desnutrição "seu impacto na saúde humana e na capacidade funcional" (Universidad Autónoma del Estado de Morelos., Ed.; Primera).
Cravioto (2003). Desnutrición Infantil en México. Fundación Derechos de La Infancia.
Cuevas-Nasu, L., García-Guerra, A., González-Castell, L. D., Morales-Ruan, M. del C., Humarán, I. M. G., Gaona-Pineda, E. B., García-Feregrino, R., Rodríguez-Ramírez, S., Gómez-Acosta, L. M., Ávila-Arcos, M. A., Shamah-Levy, T., & Rivera-Dommarco, J. (2021). Magnitude e tendência da desnutrição e fatores associados à baixa altura em crianças menores de cinco anos no México, Ensanut 2018-19. Salud Publica de Mexico, 63(3), 339-349. https://doi.org/10.21149/12193
Frongillo, E. A., Leroy, J. L., & Lapping, K. (2019). Uso apropriado de medidas de crescimento linear para avaliar o impacto das intervenções no desenvolvimento infantil e no crescimento de recuperação. In Advances in Nutrition (Vol. 10, Issue 3, pp. 372-379). Oxford University Press. https://doi.org/10.1093/advances/nmy093
Garibay-Nieto & Miranda-Lora (2008). Impacto da programação fetal e da nutrição durante o primeiro ano de vida no desenvolvimento da obesidade e das suas complicações (Vol. 65). www.medigraphic.com
Labraña, A. M., Ramírez-Alarcón, K., Troncoso-Pantoja, C., Leiva, A. M., Villagrán, M., Mardones, L., Lasserre-Laso, N., Martorell, M., Lanuza-Rilling, F., Petermann-Rocha, F., Martínez-Sanguinetti, M. A., & Celis-Morales, C. (2020). Obesidade infantil: The benefits of breastfeeding versus formula feeding. In Revista Chilenade Nutricion (Vol. 47, Issue 3, pp. 478-483). Sociedad Chilena de Nutricion Bromatologia y Toxilogica. https://doi.org/10.4067/S0717-75182020000300478
Leroy, J. L., Ruel, M., & Habicht, J. P. (2013). Janelas críticas para intervenções nutricionais contra o raquitismo. In American Journal of Clinical Nutrition (Vol. 98, Issue 3, pp. 854-855). https://doi.org/10.3945/ajcn.113.066647
Malina R. M., Peña Reyes M. E., Swee Kheng Tan, Buschang P. H., Little B. B., & Koziel S. (2004). Mudança secular na altura, altura sentada e comprimento da perna na zona rural de Oaxaca, sul do México: 1968-2000 (Vol. 31). www.tandf.co.uk
Monteiro, P. O. A., Victora, C. G., Barros, F. C., & Monteiro, L. M. A. (2003). Tamanho ao nascer, crescimento na primeira infância e obesidade na adolescência numa coorte de nascimentos brasileira.
International Journal of Obesity, 27(10), 1274-1282.
https://doi.org/10.1038/sj.ijo.0802409
Moreno-Villares, J. M., & Dalmau, J. (2001). Alterações da nutrição fetal e efeitos a longo prazo: mais do que uma hipótese?
https://www.researchgate.net/publication/242666452
Prentice, A. M., Ward, K. A., Goldberg, G. R., Jarjou, L. M., Moore, S. E., Fulford, A. J., & Prentice, A. (2013). Janelas críticas para intervenções nutricionais contra o raquitismo. In American Journal of Clinical Nutrition (Vol. 97, Issue 5, pp. 911-918). https://doi.org/10.3945/ajcn.112.052332
Ravasco, P., Anderson, H., Mardones, F., & Ravasco, P. (2010). Métodos de

avaliação do estado nutricional. Nutr Hosp Supl, 3(3), 57-66.
Shamah. (2018). Inquérito Nacional de Saúde e Nutrição, Resultados Nacionais.
Shamah & Rivera (2020). Inquérito Nacional de Saúde e Nutrição 2020 sobre os resultados nacionais da Covid-19.
UNICEF. (2019). A AGENDA DAS CRIANÇAS E ADOLESCENTES.ùwww.unicef.org/mexico/media/306/file/agenda%20de%20la%20infancia%20 https://y%20la%20adolescencia%202019-2024.pdf
Wagstaff, A. (2002). Policy and Practice Theme Papers Poverty and health sector inequalities *. Bolletin da Organização Mundial de Saúde, 97-105. www.cmhealth.org/wg1_paper5.pdf

# ANEXOS

## Instrumento de recolha de informações

**UNICLA** UNIVERSIDAD CONTEMPORÁNEA DE LAS AMÉRICAS

**Asociación entre el estado de nutrición en preescolares y la adolescencia en localidades rurales del Estado de México, 2002 - 2022.**

### 1.– DATOS DE IDENTIFICACIÓN

1.1 Número de encuesta:__________

1.2 Nombre del municipio:______________________________

1.3 Clave INEGI municipio:__________

1.4 Nombre de la localidad:______________________________

1.5 Clave INEGI localidad:__________

1.6 Fecha de visita:______________________________
Día / Mes / Año

1.7 Clave ID SCPIAN: __________

### 2.- IDENTIFICACIÓN DEL ADOLESCENTE

2.1 Nombre del entrevistado:______________________________
NOMBRE(S) APELLIDO PATERNO APELLIDO MATERNO

2.2 Nombre del adolescente:______________________________
NOMBRE(S) APELLIDO PATERNO APELLIDO MATERNO

2.3 CURP:______________________________

2.4 Fecha de nacimiento: __________
Día / Mes / Año

2.5 Sexo: **M** **F** Marco con una X, **M** si es masculino **F** si es femenino

### 3.– CARACTERÍSTICAS DE LA VIVIENDA

1.- ¿De qué material es la mayor parte del techo de su vivienda?, solo un código.

1.- Material de desecho
2.- Lámina de cartón
3.- Lámina metálica
4.- Lámina de asbesto
5.- Palma o paja
6.- Madera o tejamanil
7.- Terrado con viguería
8.- Teja
9.- Losa de concreto o viguetas con bovedilla

2.- ¿De qué material es la mayor parte de las paredes o muros de su vivienda?, solo un código.

1.- Material de desecho
2.- Lámina de cartón
3.- Lámina de asbesto o metálica
4.- Carrizo, bambú o palma
5.- Embarro, bajareque o paja
6.- Madera
7.- Adobe
8.- Tabique, ladrillo, *block*, piedra, cantera, cemento o concreto

3.- ¿De qué material es la mayor parte del piso de su vivienda?

1.- Tierra
2.– Cemento o firme
3.- Madera, mosaico u otro

4.- **¿Cuántos cuartos se usan para dormir sin contar pasillos ni baños?**

1.- Anote el número

5.- En total, ¿cuántos cuartos tiene esta vivienda (no cuente pasillos ni baños)?

1.- Anote el número

6.- ¿Cuántas personas duermen habitualmente en la vivienda?

1.- Anote el número

7.– Observar o preguntar si en la vivienda hay: (1=SÍ, 2=NO)

(admite más de una respuesta)

1.– Ventilación
2.– Animales adentro
3.– Energía eléctrica
4.– Cocina separada

(Si en la opción 4 la respuesta es 2 pase a la pregunta 9, si la respuesta es 1 pase a la pregunta 8)

8.– Entonces, ¿cocinan los alimentos... (Leer y selecciona un solo rectángulo)

1.– en un pasillo o corredor?
2.– en un tejaban o techito?
3.– al aire libre?
Pasa a la 10

4.– ¿No cocinan en esta vivienda? Pasa a la 12

9.– ¿En el cuarto donde cocinan, también duermen?

(1=SÍ, 2=NO)

**Continuar...**

10.- ¿El combustible que más usan para cocinar es…

Lee y cruza un código

1.- leña? ☐
2.- carbón? ☐
3.- gas de cilindro o estacionario? ☐
4.- gas natural o de tubería? ☐
5.- electricidad? ☐
6.- ¿Otro combustible? ☐

7.- ¿No cocinan? ☐ Pasa a la 12

11.- ¿Qué tipo de estufa utilizan para cocinar o calentar alimentos? Lee y cruza un código

1.- Estufa o parrilla de gas ☐
2.- Estufa o parrilla eléctrica ☐
3.- Fuego abierto u horno sin chimenea ni campana ☐
4.- Fuego abierto u horno con chimenea o campana ☐
5.- Horno cerrado con chimenea ☐
6.- Otro (especifica) ☐
7.- ____________________

12.- ¿Esta vivienda tiene agua entubada… (Leer y selecciona un solo rectángulo)

1.- dentro de la vivienda? ☐
2.- solo en el terreno? ☐
3.- ¿No tiene agua entubada? ☐ Pasa a la 14

13.- ¿El agua entubada que llega a su vivienda viene… (Leer y selecciona un solo rectángulo)

1.- del servicio público de agua? ☐
2.- de un pozo? ☐
3.- de una pipa? ☐
4.- de otra vivienda? ☐
5.- de otro lugar? ☐
6.- ____________________ Especifica

Pasa a la 15

14.- Entonces, ¿el agua que usan en esta vivienda…(Leer y selecciona un solo rectángulo)

1.- la sacan o acarrean de un pozo? ☐
2.- la acarrean de una toma o llave comunitaria? ☐
3.- la traen de otra vivienda? ☐
4.- la trae una pipa? ☐
5.- la acarrean de un río, arroyo o lago? ☐
6.- la captan de la lluvia? ☐

15.- ¿Cómo es la disposición de excretas en la vivienda? (Leer y selecciona un solo rectángulo)

1.- Drenaje de la red pública ☐
2.- Fosa séptica o tanque séptico (biodigestor) ☐
3.- Tubería que va a dar a una barranca o grieta ☐
4.- Tubería que va a dar a un río, lago o mar? ☐
5.- Fecalismo a ras de suelo ☐

**16.- ¿Cuántos baños tiene esta vivienda con excusado y regadera?**

1.- Anote el número

☐☐

18.- ¿Este servicio sanitario lo comparten con otra vivienda?

Cruza un código

1.- Sí ☐
2.- No ☐

17.- ¿El servicio sanitario…

Lee y cruza un código

1.- tiene descarga directa de agua? ☐
2.- le echan agua con cubeta? ☐
3.- no se le puede echar agua? ☐

19.- ¿La basura de esta vivienda…

(Leer y selecciona la opción más frecuente)

1.- la recoge un camión o carrito de basura? ☐
2.- la tiran en el basurero público? ☐
3.- la tiran en un contenedor o depósito? ☐
4.- la queman? ☐
5.- La entierran? ☐
6.- la tiran en un terreno baldío o calle? ☐
7.- la tiran a la barranca o grieta? ☐
8.- la tiran al río, lago o presa? ☐

20.- ¿Esta vivienda…

Lee y cruza un código

1.- es rentada? ☐
2.- es prestada? ☐
3.- es propia pero la están pagando? ☐
4.- es propia? ☐
5.- está intestada o en litigio? ☐
6.- está en otra situación? ☐

**21.- ¿Esta hogar cuenta con…**

(1=SÍ, 2=NO)

1.- **Internet?** ☐
2.- **automóvil?** ☐
3.- **camioneta cerrada o con cabina?** ☐
4.- **camioneta de caja?** ☐

## 4.- RECURSOS PARA LA ALIMENTACIÓN FAMILIAR

1.- ¿Cuánto es el ingreso económico familiar a la semana?

$____________________

2.- ¿Cuánto gasta la familia a la semana en alimentos?

$____________________

3.- ¿La familia, o alguno de sus miembros reciben algún tipo de ayuda alimentaria en el ultimo mes?

Cruza un código

1.- Sí ☐
2.- No ☐ Pasa a la 5

4.- ¿Cuáles?

1.- Despensas del DIF ☐
2.- Despensas de alguna ONG ☐
3.- Desayunos escolares fríos ☐
4.- Desayunos escolares calientes ☐
5.- Comedor comunitario ☐
6.- Leche LICONSA ☐
7.- Otro ____________________ Especifica

**Continuar…**

5.– ¿A lo largo de la vida de (nombre del adolescente) recibió algún tipo de ayuda alimentaria?

Cruza un código 1.– Sí ☐ 2.– No ☐ Pasa a la 7

6.- ¿Cuál?

1.– Despensas del DIF ☐
2.– Despensas de alguna ONG ☐
3.– Desayunos escolares fríos ☐
4.– Desayunos escolares calientes ☐
5.– Comedor comunitario ☐
6.- Leche LICONSA ☐
7.– Oportunidades ☐
8.– Prospera ☐
9.– Progresa ☐
10.– Otro ______________ Especifica

7.– ¿Cría animales para la alimentación?

Cruza un código 1.– Sí ☐ 2.– No ☐ Pasa a la 8

| 7.2.- ¿De que tipo? | 7.3.– Autoconsumo | 7.4.– Venta | 7.5.– Ambos |
|---|---|---|---|
| 1.– Ganado menor | ☐ | ☐ | ☐ |
| 2.– Ganado mayor | ☐ | ☐ | ☐ |
| 3.– Otro__________ | ☐ | ☐ | ☐ |

8.– ¿Cultiva alimentos?

Cruza un código 1.– Sí ☐ 2.– No ☐ Pasa a la sección 5

| 8.2.- ¿De que tipo? | 8.3.– Autoconsumo | 8.4.– Venta | 8.5.– Ambos |
|---|---|---|---|
| 1.– Frutales | ☐ | ☐ | ☐ |
| 2.– Hortalizas | ☐ | ☐ | ☐ |
| 3.– Granos básicos | ☐ | ☐ | ☐ |

## 5.– DATOS GENERALES DE LOS PADRES Y ADOLESCENTE

**1.- Mamá del adolescente**

1. Edad:________ (Años cumplidos) 2. Número de hijos:_____ (Nacidos vivos) 3. Estado Civil:______________ 4. Idioma:________________ (1= Indígena, 2= Español, 3= Bilingüe)

5. Seguridad Social:_____________ (¿Cómo se llama?) 6. **¿Hasta qué año o grado aprobó (NOMBRE) en la escuela?**:_______ (Terminada)

**2. Papá del adolescente**

1. Edad:__________ (Años cumplidos) 2. Estado Civil:_______ 3. Idioma:__________ (1= Indígena, 2= Español, 3= Bilingüe) 4. Seguridad Social:____________ (¿Cómo se llama?)

5. **¿Hasta qué año o grado aprobó (NOMBRE) en la escuela?**:_______________ (Terminada)

**3.- Adolescente**

1. Edad:__________ (Años cumplidos) 2. Número de hijos:_____ (Nacidos vivos) 3. Estado Civil:_____________ 4. Idioma:______________ (1= Indígena, 2= Español, 3= Bilingüe)

5. Seguridad Social:___________ (¿Cómo se llama?) 6. ¿Estado fisiológico?:_______ (1. Embarazada, 2 Dando pecho y 3. Ambos)

7. **¿Hasta qué año o grado aprobó (NOMBRE) en la escuela?**:____________________

8. **¿Quién es el jefe de familia en el hogar?**: Papá _____ o Mamá ___ (Marca con una **X**)

9. **De todas las personas de más de 14 años que viven en el hogar, ¿cuántas trabajaron en el último mes?**:__________

## 6.– INFORMACIÓN POSTNATAL DEL ADOLESCENTE

1. El adolescente tuvo un tiempo de gestación:________ Meses 2. Peso al nacer:____________ (Kg)

1.– **Normal** 38 a 42 semanas, 2.– **Prematuro** menos de 37 semanas y 3.– **Posmaduro** más de 42 semanas.

3.– ¿Fue alimentado al seno materno? Cruza un código 1.– Sí ☐ 2.– No ☐

4. ¿Durante cuantos meses?:_____

5.– ¿Fue alimentado regularmente con leche en biberón los primeros 12 meses? Cruza un código 1.– Sí ☐ 2.– No ☐

6. Si la respuesta anterior fue SI ¿A que edad inicio?:_____ Meses

7. ¿A que edad recibió por primera vez otro alimento distinto a la leche materna?:_____ Meses

8.– ¿Durante los primeros 6 meses de vida sólo fue alimentado al seno materno? Cruza un código 1.– Sí ☐ 2.– No ☐

**Continuar...**

9. ¿Cuáles son los alimentos solidos con que inicio la alimentación complementaria?:____________________
(Por lo menos menciona tres alimentos)

10. ¿A qué edad probo el refresco por primera vez?:______________ Meses

## 7.- ANTROPOMETRÍA

**1 Adolescente**

1 Peso:__________ Kilogramos 2 Talla:__________ Centímetros 3 Talla sentado:__________ Centímetros

4 Circunferencia de cintura:__________ Centímetros

**2 Mamá del adolescente**

1 Peso:__________ Kilogramos 2 Talla:__________ Centímetros 3 Talla sentado:__________ Centímetros

4 Circunferencia de cintura:__________ Centímetros

**3 Papá del adolescente**

1 Peso:__________ Kilogramos 2 Talla:__________ Centímetros 3 Talla sentado:__________ Centímetros

4 Circunferencia de cintura:__________ Centímetros

**CONFIDENCIALIDAD**

Conforme a las disposiciones del **Artículo 37, párrafo primero de la Ley del Sistema Nacional de Información Estadística y Geográfica** en vigor: "Los datos que proporcionen para fines estadísticos los Informantes del Sistema a las Unidades en términos de la presente Ley, serán estrictamente confidenciales y bajo ninguna circunstancia podrán utilizarse para otro fin que no sea el estadístico."

**OBLIGATORIEDAD**

De acuerdo con el **Artículo 45, párrafo primero, de la Ley del Sistema Nacional de Información Estadística y Geográfica** en vigor: "Los informantes del Sistema estarán obligados a proporcionar, con veracidad y oportunidad, los datos e informes que les soliciten las autoridades competentes para fines estadísticos, censales y geográficos, y prestarán apoyo a las mismas".

**RESPETO A LAS PERSONAS**

De acuerdo al Artículo 13, párrafo primero del Reglamento de la Ley General de Salud en materia de Investigación para la Salud, en vigor; "En toda investigación en la que el ser humano sea sujeto de estudio, deberán prevalecer el criterio del respeto a su dignidad y la protección a sus derechos y bienestar".

Carta de resolução informada

UNICLA

## CARTA DE ASENTIMIENTO INFORMADO

**Asociación entre el estado de nutrición en preescolares y la adolescencia en localidades rurales del Estado de México, 2002 - 2022**

El objetivo general: "Evaluar el estado de nutrición en la edad adolescente y compararlo con el estado de nutrición que presentaban en edad preescolar en población de localidades rurales del Estado de México".

Para llevar a cabo los objetivos del estudio es necesario que nos permitas realizar los siguientes procedimientos:

1. La aplicación de una encuesta que está dividida en los siguientes apartados: datos de identificación, identificación del adolescente, características de la vivienda, recursos para la alimentación familiar, datos generales de los padres y adolescentes, Información postnatal del adolescente y antropometría.
2. La toma de peso, talla, talla sentado y circunferencia de cintura del adolescente, así como del papá y mamá del adolescente.

Hola mi nombre es ______________________________ y estudio o colaboro en la Universidad Contemporánea de las Américas en el doctorado en Salud Pública. Actualmente se está realizando un estudio para conocer acerca de **la asociación entre el estado de nutrición en preescolares y la adolescencia**, y para ello queremos pedirte que nos apoyes.

Tu participación en el estudio consistiría en responder una encuesta con ayuda de tu tutor o responsable, así como la toma de medidas de peso, talla, talla sentado y circunferencia de cintura.

Tu participación en el estudio es voluntaria, es decir, aun cuando tus papá o mamá hayan dicho que puedes participar, si tú no quieres hacerlo puedes decir que no. Es tu decisión si participas o no en el estudio. También es importante que sepas que, si en un momento dado ya no quieres continuar en el estudio, no habrá ningún problema, o si no quieres responder a alguna pregunta en particular, tampoco habrá problema.

Toda la información que nos proporciones/ las mediciones que realicemos nos ayudarán a conocer si existe una asociación entre el estado de nutrición en preescolares y la adolescencia.

Esta información será confidencial. Esto quiere decir que no diremos a nadie tus respuestas (O RESULTADOS DE MEDICIONES), sólo lo sabrán las personas que forman parte del equipo de este estudio y tus padres.

Operacionalização das variáveis

| Variável | Tipo de variável de variável | Definição concetual | Dimensões | Indicadores |
|---|---|---|---|---|
| Estado de | Depende<br>nte | Através do<br>indicadores | 1.- Tamanho<br>2.- Peso | 1.- IMC<br>2 - IMC/E |
| nutrição | | antropometria | 3.- | 3.- Índice de |
| antropometr | | índice de | cintura | tamanho |
| do<br>adolescente | | índice de<br>massa | 4.- Tamanho<br>do assento | 4.- I.E. |
| | | é possível | | |
| | | diagnosticar o | | |
| | | estado | | |
| | | se tiver pouco | | |
| | | peso normal, | | |
| | | com excesso | | |
| | | obesidade. | | |
| | | Indicador de | | |
| | | idade (T/E) se | | |
| | | tem baixa | | |
| | | normal ou | | |
| | | para a sua | | |
| | | Tamanho do | | |
| | | indicador de | | |
| | | cardiovascular | | |
| | | adolescentes, | | |
| | | classificá-los | | |
| | | aceitável ou | | |
| | | alto. Índice | | |
| | | esquelético ou | | |
| | | Manouvrier | | |
| | | relaciona o | | |
| | | do tronco com | | |
| | | comprimento | | |
| | | membro | | |
| | | Este valor é | | |
| | | a diferença | | |
| | | altura e | | |
| | | sentado. A | | |
| | | de indivíduos | | |
| | | de acordo | | |
| | | esquelético é: | | |
| | | Baraquischelic | | |
| | | Mesoesqueléti | | |
| | | Macroesquelét | | |

| Variável | Tipo de variável | Definição concetual | Dimensões | Indicadores |
|---|---|---|---|---|
| Estado de Nutrição por antropometria na fase pré-escolar | Independente | Através dos indicadores antropométricos Índice de Massa Corporal para a Idade (IMC/Idade), é possível diagnosticar o estado nutricional da pessoa, quer seja abaixo do peso, com peso normal, com excesso de peso, com excesso de peso u obesidade; e via on indicador de altura para a idade (T/A), se é baixo, de altura normal ou alto para a sua idade. | 1.- Tamanho 2.- Peso 3.- Idade | 1.- Tamanho para a idade 2.- Peso para a idade |
| Índice socioeconómico | Independente | É o conjunto de variáveis económicas, sociológicas, educativas e profissionais pelas quais um indivíduo ou um grupo é classificado numa hierarquia social. | Nível socioeconómico da AMAI 2022, de acordo com 6 variáveis que Integrar o modelo | 1.- Descarga 2.- Médio Alto 3.- Meios de comunicação social 4 - Médio Baixo 5 - Superior Baixa 6 - Inferior Inferior 7.- Marginal |

| Variável | Tipo de variável | Definição concetual | Dimensões | Indicadores |
|---|---|---|---|---|
| Peso no peso à nascença na adolescência | Independente | peso à nascença é o peso medido imediatamente após o nascimento. após o nascimento Considera-se baixo peso à nascença aquele que pesa menos de 2,5 kg e um peso elevado é quando é superior a 4 kg. | 1.-< 2.500 Kg<br>2.-=> 2.500 Kg<br>3 - Não sei ou não me lembro | 1.- Baixo peso à nascença<br>2.- Normal<br>3 - Não sei ou não me lembro |
| Tamanho dos pais | Independente | O tamanho representa a soma do comprimento dos segmentos e sub-segmentos do corpo, pode ser utilizado como ponto de referência quando analisar a proporcionalidade do corpo. | 1.- Tamanho<br>2 - Tamanho do assento | 1.- Dimensão total<br>2 - Extremidades inferiores |
| Idade dos pais | Independente | Tempo que uma pessoa ou outro ser viveu uma pessoa ou outro ser vivoù ser vivo contagem desde o nascimento | 1.- Idade em anos completados | 1.- <30<br>2.- 30-39<br>3.- 40-49<br>4.- >50 |

| Variável | Tipo de variável | Definição concetual | Dimensões | Indicadores |
|---|---|---|---|---|
| Estado civil dos pais | Independente | O estado civil é definido como o estado particular que Caracteriza uma pessoa em termos dos seus laços pessoais com indivíduos do outro sexo ou do mesmo sexo, com os quais criará laços que serão legalmente reconhecidos, mesmo que a mesma pessoa não seja um relativoo parente direto. | 1.- Individual 2 - Casado 3 - Divorciado 4.- União livre 5 - Viúvo | 1 - Com um parceiro 2 - Sem um parceiro |
| Estado civil do adolescente | Independente | O estado civil é definido como o estado particular que Caracteriza uma pessoa em termos dos seus laços pessoais com indivíduos do outro sexo ou do mesmo sexo, com os quais criará laços que serão legalmente reconhecidos, mesmo que a mesma pessoa não seja um parente ou familiar direto. | 1.- Individual 2 - Casado 3 - Divorciado 4.- União livre 5 - Viúvo | 1 - Com um parceiro 2 - Sem um parceiro |

| Variável | Tipo de variável | Definição concetual | Dimensões | Indicadores |
|---|---|---|---|---|
| Escolarização dos pais | Independente | Período Período de tempo em que uma pessoa frequenta a escola para estudar aprender, especialmente o tempo passado no ensino obrigatório. ensino obrigatório. | 1.- Analfabeto<br>2.- Sabe ler e escrever<br>3.- Ensino primário incompleto 4.- Ensino primário completo<br>5.- Ensino secundário concluído<br>6.- Bacharelato completo ou equivalente<br>7.- Carreira técnica<br>8.- Estudos profissionais | 1 - Sem educação<br>2 - Pré-escolar<br>3.- Ensino primário incompleto<br>4.- Ensino primário completo<br>5.- Ensino secundário incompleto<br>6.- Ensino secundário concluído<br>7.- Ensino secundário incompleto<br>8 - Ensino secundário completo<br>9 - Bacharelato incompleto<br>10 - Bacharelato completo<br>11.- Pós-graduação |
| Escolarização do adolescente | Independente | Períodoperíodo de tempo que uma pessoa frequenta a escola para estudar aprender, especialmente o tempo passado no ensino obrigatório. ensino obrigatório. | 1.- Analfabeto<br>2.- Sabe ler e escrever<br>3.- Ensino primário incompleto 4.- Ensino primário completo<br>5.- Ensino secundário concluído<br>6.- Bacharelato completo ou equivalente<br>7.- Carreira técnica<br>8.- Estudos profissionais | 1 - Analfabetos<br>2.- Alfabeto<br>3.- Básico<br>4.- Meios de comunicação social<br>5.- Superior ou mais |

| Variável | Tipo de variável | Definição concetual | Dimensões | Indicadores |
|---|---|---|---|---|
| Segurança social | Independente | A proteção que uma sociedade oferece aos indivíduos e a famílias para assegurar a acesso ao assistência médica e segurança de rendimento | 1.- IMSS<br>2 - ISSSTE<br>3 - PEMEX<br>4 - SEDENA<br>5.- SEMAR<br>6.- Seguros privados<br>Outra instituição<br>8.- Sem segurança<br>9.- Não sabe | 1.- IMSS - ISSSTE<br>2.- Outros<br>3 - Sem segurança |
| Número de crianças | Independente | O número de nados-vivos | Número de nados-vivos | 1 - Filho único<br>2 - Dois filhos<br>3.- mais ou igual a três filhos |
| Língua | Independente | É um sistema de comunicação verbal ou gestual, caraterística de uma sociedade humana | 1.- Inglês<br>2 - Mazahua<br>3.- Outra língua local | 1.- Indígenas<br>2.- Inglês<br>3 - Bilingue |

**Dr. Marco Antonio Quiroz Aguilar**

*Licenciado em Nutrição pela Universidad Autónoma Metropolitana, Mestre em Nutrição, Saúde e Dietética pela Universidad Autónoma del Estado de Morelos e Doutor em Saúde Pública pela UNICLA. Atualmente é investigador A no Instituto Nacional de Ciências Médicas e Nutrição Salvador Zubirán e professor na Universidade Autónoma de Guerrero campus Zona Norte.*

**Dr. Fernando Axiel Rodríguez Filio**

*Licenciado em Nutrição, Mestre em Nutrição, Saúde e Dietética com especialização em Desenvolvimento Comunitário e Social e Doutor em Saúde Pública. Foi coordenador de Programas de Nutrição Integral nos estados de Guerrero, Chiapas e Oaxaca. Coordenou projectos e alguns inquéritos estatais e nacionais. Foi professor-investigador e coordenador da licenciatura em nutrição em Guerrero. Atualmente é diretor operacional da consultora Nutriendo ConCiencia.*

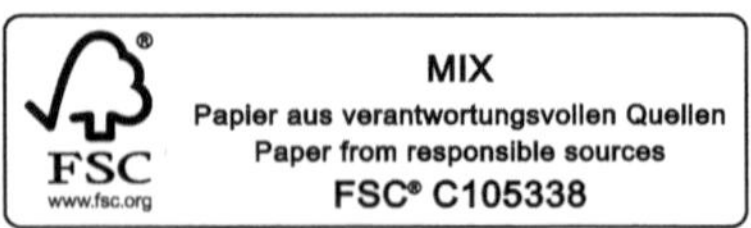


Printed by Books on Demand GmbH, Norderstedt / Germany